Dipl. oec. troph.
Sonja Carlsson

Trennkost

zu Hause
und im Restaurant

Sonja Carlsson
ist Diplom-Ernährungswissenschaftlerin. Sie hat an der TU München-Weihenstephan Ökotrophologie studiert. Danach hat sie 10 Jahre in der PR-Abteilung eines großen Molkereikonzerns gearbeitet. Seit einigen Jahren ist sie freiberuflich als Fachjournalistin für Ernährung und Gesundheit tätig. Sie arbeitet für viele Zeitschriftenverlage, auch für Tageszeitungen, außerdem ist sie erfolgreiche Autorin zahlreicher Koch- und Gesundheitsbücher. Ein Spezialgebiet ist die Trennkost nach Dr. Hay. Mit diesem Thema setzt sie sich sehr kritisch und zeitgemäß auseinander. Außerdem gehören Fachbeiträge in Zeitschriften, Vorträge an der Volkshochschule Augsburg, Bücher und Fachartikel zu Ernährungsproblemen wie Übergewicht, Bluthochdruck, Herz-Kreislauf-Beschwerden, Diabetes, Rheuma und anderen zu ihrem Interessensgebiet. 1994 wurde sie für einen Beitrag über Bluthochdruck von der Deutschen Hochdruck-Liga in Heidelberg mit dem Preis für Medizinpublizistik ausgezeichnet.

Redaktion: Friedrich Bohlmann
Lektorat: Irmela Sommer
Gestaltung: independent, Horst Moser
Produktion: Claudia Zobel
Fotos: Reiner Schmitz, Kai Stiepel; Studio Schmitz (Umschlag Rückseite)
Illustrationen: Martin Scharf
Satz: Filmsatz Schröter GmbH, München
Druck und Bindung: Ludwig Auer GmbH
ISBN 3-7742-3015-3

Auflage	10.	9.	8.	7.
Jahr	2006	05	04	03

TEIL 1

Trennkost – kurz und bündig

TEIL 2

Nahrungsmittel im Überblick

TEIL 3

Im Restaurant

TEIL 4

Zum Nachschlagen

Ein Wort zuvor

Trennkost ist im Trend, denn durch die Trennkost können Sie Ihr Wohlbefinden und Ihre Gesundheit deutlich steigern. Viele haben auch schon mit der Trennkost nach Dr. Hay erfolgreich und gesund abgenommen. Das Prinzip der Trennkost ist ganz einfach: Eiweißreiche Lebensmittel wie Fleisch, Fisch und Eier werden nicht mit kohlenhydratreichen wie Kartoffeln, Brot oder Reis in einer Mahlzeit kombiniert. Zu welcher Trennkostgruppe die einzelnen Lebensmittel gehören, erfahren Sie in den übersichtlichen Tabellen dieses GU Kompasses. Außerdem sind Kalorien angegeben, und es werden Lebensmittel-Kombinationen vorgeschlagen, die der Trennkost entsprechen.
Auch wenn Sie bereits zu den überzeugten Anhängern und Kennern der Trennkost gehören, werden Sie diesen Ratgeber bald als ständigen Begleiter im Restaurant zu schätzen wissen. In einer großen Übersichtstabelle finden Sie alle gängigen Speisen der internationalen Küche. Sie erfahren, was Sie von der Vorspeise bis zum Dessert am besten kombinieren können und welche Getränke entsprechend den Trennkostregeln dazu passen. Und sollte ein Restaurant-Gericht ungeeignet für die Trennkost sein, dann werden Ihnen stets Alternativen genannt, nach denen Sie im Restaurant fragen können.
Damit ist dieser GU Kompaß ein unentbehrlicher Helfer für jeden Trennkost-Anhänger sowohl für das Kochen zu Hause wie auch für das Essen im Restaurant, in der Kantine, Mensa oder im Schnellimbiß.

Viel Spaß und Erfolg mit der Trennkost wünscht Ihnen

Sonja Carlsson

Geschichte der Trennkost

Der amerikanische Arzt Dr. Howard Hay entdeckte zu Beginn des 20. Jahrhunderts die Trennkost. Aufgrund eines eigenen schweren Nierenleidens hatte Hay diese Ernährungsweise entwickelt, die entscheidend dazu beitrug, daß er sich von seiner lebensbedrohenden Erkrankung völlig erholte.
Seit Jahrzehnten hilft die Trennkost vor allem übergewichtigen Menschen dabei, abzunehmen und auf Dauer ihr Gewicht zu halten. Auch Stoffwechselkrankheiten, die in erster Linie auf Über- und Fehlernährung zurückzuführen sind, wie Bluthochdruck oder Gicht, lassen sich durch eine Ernährung nach den Regeln der Trennkost besser in den Griff bekommen. Dennoch darf man die Trennkost nicht als »Heilkost« ansehen oder versuchen, damit Krankheiten zu behandeln. Sie ersetzt keinen Arzt und keine Medikamente.

Weg zur gesunden Ernährung

Trennkost muß keine Entscheidung fürs Leben sein – sie ist aber ideal, um einen neuen Weg zur vollwertigen Ernährung zu ebnen. Wer einmal die positive Wirkung einer vollwertigen, vorwiegend pflanzlichen Ernährung am eigenen Leib gespürt hat, wird seine alten Eßgewohnheiten schnell vergessen. Ob er auf Dauer »getrennt« ißt oder nur eine bestimmte Zeit lang, spielt keine Rolle. Wenn er dank der Trennkost eine Veränderung seiner Ernährungsgewohnheiten in die »gesunde Richtung« geschafft hat, dann ist viel erreicht, und die Trennkost war eine wichtige Etappe auf dem Weg zum Erfolg.

Die drei Säulen der Trennkost

Vollwerternährung, der Säure-Basen-Haushalt des Körpers sowie als dritte Säule die »chemischen Verdauungsgesetze« sind die Basis der Hayschen Trennkostlehre.

1. Die Vollwerternährung

Bei der Vollwerternährung ist es wichtig, daß die Nahrungsmittel so natürlich wie möglich, schonend zubereitet und frisch auf den Tisch kommen. Konserven, Fertigprodukte, Zucker und Süßigkeiten entsprechen nicht dem Gedanken der Vollwertkost und sind zu meiden. Fleisch und Wurst werden nur in kleinen Mengen und nicht täglich verzehrt, pflanzliche Kost ist zu bevorzugen, Brot und Getreideprodukte sollten aus dem vollen Korn hergestellt sein. Fette und Öle sind hochwertige Produkte, wenn sie reich an mehrfach ungesättigten Fettsäuren sind. Öle sollten möglichst kaltgepreßt sein (für die kalte Küche), in der warmen Küche bietet sich Butterschmalz an. Platten- und Fritierfette werden abgelehnt.

2. Das Säure-Basen-Gleichgewicht

Beim Abbau der Nahrung im Körper wird nicht nur Energie gewonnen, es fallen auch Säuren und Basen an, die der Körper ausscheiden muß. Er ist bestrebt, zwischen Säuren und Basen ein Gleichgewicht herzustellen und besitzt hierfür verschiedene Puffersysteme. Unsere normale Ernährung führt häufig zu einem Überschuß an Säuren. Damit sich diese Säuren nicht im Körper anreichern und zu Krankheiten führen, muß dieser Säure-Überschuß durch basenliefernde Nahrungsmittel abgepuffert werden. Basenlieferanten kommen in der Ernährung leider oft zu kurz: Insbesondere Gemüse und Obst stehen zu selten auf unserem Speiseplan. Deshalb fordert Dr. Hay, den Anteil der Basenbildner zu erhöhen und die Säurebildner zu reduzieren. Er plädiert für ein Säure-Basen-Verhältnis von 20 : 80, was in der Praxis beispielsweise bedeutet, etwa 100 g Fleisch mit 400 g Gemüse zu kombinieren.

Die wichtigsten Säure- und Basenbildner (Auswahl)

stark säurebildend	schwächer säurebildend	basenbildend
Fleisch, Fisch, Eier, gereifter Käse, Zucker, Honig, Süßwaren, Kuchen, Torten, Feingebäck (Weißmehlprodukte), Kaffee, schwarzer Tee, Kakao	Fette, Öle, Getreideprodukte aus Vollkornmehl, Teigwaren aus Vollkornmehl, Reis, Trockenfrüchte, Frischkäse	Gemüse, Salat, Sprossen, Kräuter, Pilze, die meisten frischen Früchte, Kartoffeln, Milch und Sauermilchprodukte, einige Mineralwässer (kohlensäurearm, hydrogencarbonatreich), Frucht- und Gemüsesäfte

3. Die »chemischen Verdauungsgesetze«

Die Trennung von Kohlenhydraten und Eiweiß innerhalb einer Mahlzeit beruht letztendlich auf Dr. Hays Ansicht, daß diese beiden Nährstoffe sich gegenseitig bei Verdauung und Stoffwechselvorgängen behindern, wenn sie gleichzeitig aufgenommen werden. Durch eine zeitlich getrennte Aufnahme eiweißreicher und kohlenhydratreicher Speisen läuft – so folgert Hay – die Verdauungsarbeit geordnet ab, und der Stoffwechsel wird entlastet. Dr. Hay empfiehlt, ab 14 Uhr keine Eiweißmahlzeiten mehr zu essen, weil der Körper Eiweiß in der zweiten Tageshälfte schlechter verarbeitet und durch eine eiweißreiche Kost unnötig belastet wird.

Einschränkende Anmerkungen zum Hayschen Trennkostkonzept

Das Verbot von Schweinefleisch, Essig und Hülsenfrüchten sollte man kritisch überdenken.

Schweinefleisch
Hay lehnt den Verzehr von Schweinefleisch aufgrund der Massentierhaltung ab. Deshalb wird es als nicht empfehlenswert mit (–) gekennzeichnet. Heute werden nahezu alle Schlachttiere in dieser Art gehalten und herangemästet, bei Geflügel dürfte es sogar noch dramatischer aussehen als bei der Schweinezucht. Wenn die Tiere artgerecht gehalten werden, dürfte man auch gegen Schweinefleisch nichts einwenden.

Essig
Hay lehnt auch Essig ab. Wein dagegen, aus dem Essig entsteht, ist erlaubt. Während Zitronensaft und Molkosan immer gleich schmecken, bietet Essig eine große Geschmacksvielfalt. Entscheiden Sie selbst, ob Sie diese wertvolle Würze wirklich aus der Küche verbannen wollen.

Hülsenfrüchte
Auch Hülsenfrüchte haben keinen Platz in der Trennkost. Sie sind aber gesund, nahrhaft, sättigend und ballaststoffreich. Daß Erdnüsse wie Hülsenfrüchte abgelehnt werden, ist unverständlich, denn von ihren Inhaltsstoffen her werden sie zu den Nüssen gerechnet. Und die sind bei Dr. Hay erlaubt. Erdnußbutter ist tolerierbar.

Tomaten
Frische Tomaten gehören nach Hay in die neutrale Gruppe, gegarte zu den Eiweißprodukten. Nachdem ich mich schon seit Jahren mit Trennkost beschäftige und mir

selbst dieses Phänomen nicht erklären konnte, habe ich Spezialisten hierzu um Aufklärung gebeten. Warum Hay diese Unterscheidung macht, konnte mir keiner von ihnen wissenschaftlich begründen. Deshalb gibt es bei mir keinen Unterschied. Andere Gemüsesorten, z. B. Paprika, werden bei Dr. Hay im rohen und gegarten Zustand gleich beurteilt. Warum nur die Tomaten nicht? Belassen wir es also dabei, daß Tomaten in jeglicher Form »neutral« sind.

Tagesplan

Auch sollte man die zeitliche Verteilung von Eiweiß- und Kohlenhydratmahlzeiten (siehe Mengenplan) nicht zu verbissen sehen. Wer den ganzen Tag berufstätig ist, freut sich sicherlich auf ein schönes Abendessen im Kreis der Familie, das durchaus auch mal Fisch, Fleisch oder Eier enthalten darf. Am besten ist es, wenn Sie einfach einmal ausprobieren, welche Abendmahlzeiten Ihnen besser bekommen.

Getränke

Daß Dr. Hay etwas gegen Kaffee, schwarzen Tee und Kakao hat, rührt einerseits von deren Einstufung als »Genußmittel« her (paßt nicht in die Vollwerternährung), andererseits sind diese Getränke Säurebildner. Trotzdem sollten sich notorische Kaffee- oder Teetrinker ihr Lieblingsgetränk nicht strikt verbieten, da das auf Dauer eher frustriert. Besser ist, sie lernen bewußter mit ihren Genußmitteln umzugehen.

Nur wer die Trennkost nicht zu eng sieht, sie als einen Wegbereiter zu einer gesünderen Ernährung betrachtet, sich aber selbst noch Spielraum läßt, hat mit der Trennkost auch langfristig Erfolg. Denn das Essen muß nach wie vor schmecken und Spaß machen. Keine Ernährung funktioniert auf Dauer allein durch Regeln und Verbote, sondern nur, wenn sie auch schmackhaft, abwechslungsreich und ausgewogen ist wie bei der Trennkost.

Der Haysche Trennungsplan

In der Hayschen Trennkost werden drei Gruppen von Lebensmitteln unterschieden: die Eiweißgruppe, die Kohlenhydratgruppe und die neutrale Gruppe. Ausschlaggebend für die Zugehörigkeit zu einer der Gruppen sind die Stoffwechselprodukte (Säuren oder Basen), die beim Abbau des Lebensmittels überwiegend anfallen.

Drei Gruppen

Bei den Produkten der Eiweißgruppe beispielsweise ist nicht allein der jeweilige Eiweißgehalt ausschlaggebend für die Gruppenzugehörigkeit, es kommt vielmehr darauf an, in welcher Form das Eiweiß im Produkt vorliegt (erhitzt, denaturiert oder roh), welche anderen Nährstoffe noch enthalten sind (Eiweiß kommt häufig zusammen mit Fett vor!) und in welcher Menge Säuren und Basen bei seinem Abbau entstehen. Gleiches gilt für Lebensmittel der Kohlenhydratgruppe. Grundsätzlich dürfen in einer Mahlzeit Produkte der Eiweißgruppe nicht mit Produkten der Kohlenhydratgruppe gemischt werden. Produkte der neutralen Gruppe kann man immer kombinieren.

Ungeeignete Lebensmittel

Daneben gibt es Lebensmittel, die in der Trennkost zu meiden sind und mit (–) gekennzeichnet wurden. Sie entsprechen entweder nicht dem Prinzip der Vollwerternährung (z. B. Zucker, Essig-Essenz, Fertigprodukte, Konserven, H-Milch), oder sie passen von ihrer Zusammensetzung und Verdaulichkeit her nicht ins Trennungsprinzip. Das ist etwa bei Hülsenfrüchten der Fall. Sie sind schwer verdaulich und enthalten reichlich Eiweiß und Kohlenhydrate – dadurch sind sie in der Trennkost zu meiden.

1. Die Produkte der Eiweißgruppe (EW)

- Alle gegarten Fleisch-, Fisch- und Geflügelarten (z. B. Fleisch vom Rind, Kalb, Lamm, Pute, Huhn, Wild etc.), Meeresfrüchte. Schweinefleisch sollte nur aus artgerechter Haltung stammen.
- Wurst (außer Rohwurst), gekochter Schinken, Brühwurst- und Kochwurstsorten, Pasteten, Bratenaufschnitt; möglichst ohne Zusatz von Schweinefleisch!
- Eier, Eiklar
- Fettarme Milch, Magermilch
- Gereifter Käse bis 45% Fett i. T. (außer Parmesan)
- Die meisten frischen Früchte, wie z. B. Beerenfrüchte (außer Heidelbeeren), Stein- und Kernobst, knackigfrische, säuerliche Äpfel (mürbe, süße Äpfel dagegen gehören zu den Kohlenhydraten), Zitrusfrüchte, exotische Früchte (außer frischen Feigen, frischen Datteln, Bananen)
- Fruchtsäfte, Wein und Sekt

Bitte beachten Sie:
Marinaden und Dressings für Eiweißgerichte sollten mit Zitronensaft oder Sauermilchprodukten zubereitet werden. Auch dürfen Sie Essig zum Abschmecken nehmen. Wenn Sie Fleisch panieren wollen, wenden Sie es in Ei und einer Mischung aus Parmesan und Sesam oder geriebenen Nüssen. Besser und kalorienärmer ist es, wenn Sie auf paniertes Fleisch und panierten Fisch ganz verzichten. Fleischteig für Frikadellen und Hackbraten etc. wird nicht mit eingeweichten Brötchen zubereitet, sondern statt dessen mit etwas Quark und feingeriebenen Karotten oder Zucchini gelockert. Zur Zubereitung von Süßspeisen und Desserts der Eiweißgruppe (z. B. Fruchtsalat, Sorbets etc.) dürfen Süßungsmittel der Kohlenhydrat-Gruppe in kleinen Mengen verwendet werden.

2. Die Produkte der Kohlenhydratgruppe (KH)

- Getreide wie Dinkel, Hafer, Roggen, Grünkern, Weizen, auch Buchweizen etc.
- Ganze Getreidekörner, Schrot, Grütze und Mehl
- Stärkemehl und andere Getreideprodukte (Müsliflocken, Brot, Grieß, Weinsteinbackpulver, Puddingpulver), Mehle und Teigwaren (ohne Ei), Backwaren (ohne Ei)
- Semmelbrösel, Paniermehl
- Reis, Wildreis
- Kartoffeln
- Süßkartoffeln (Batate)
- Eßkastanien (Maronen)
- Topinambur
- Bananen, süße, mürbe Äpfel, frische Feigen, frische Datteln
- Ungeschwefelte Trockenfrüchte (außer Rosinen)
- Süßungsmittel (Rohzucker, Honig, Frutilose, Obstdicksäfte, Ahornsirup)
- Bier

Bitte beachten Sie:
Marinaden und Dressings für Kohlenhydratgerichte bereiten Sie am besten mit Brottrunk, Sauermilchprodukten oder Molkosan (vergorenes Molkenkonzentrat) zu.
Zum Panieren dürfen Sie Semmelbrösel verwenden, aber keine ganzen Eier. Nehmen Sie nur das Eigelb, verrühren Sie es mit etwas Sauerrahm, und wenden Sie Gemüse oder Kartoffelteig etc. darin. Dann wie gewohnt panieren.

3. Die Produkte der neutralen Gruppe (n)

- Gemüse (außer Kartoffeln, Süßkartoffeln, Topinambur), auch Tomaten, Tomatenmark
- Salate, Kräuter, Pilze
- Sprossen (auch die von getrockneten Hülsenfrüchten) und Keimlinge
- Vollmilch
- Alle gesäuerten Milchprodukte (Buttermilch, Dickmilch, Kefir, Joghurt, Sauerrahm), Frischkäse aller Fettstufen (auch Schafkäse, Mozzarella), Käsesorten der Rahm- und Doppelrahmstufe (ab ca. 50% F.i.T.), Sahne, Crème fraîche, Crème double, Parmesan
- Heidelbeeren, ungeschwefelte Rosinen, Oliven
- Samen, Kerne und Nüsse (Sesam, Mohn, Haselnußkerne, Mandeln, Pinienkerne, Walnußkerne, Pistazien, Sonnenblumenkerne, Leinsamen etc. außer Maronen), Erdnüsse sind nicht erlaubt (Hülsenfrüchte!)
- Fette und Öle (tierische und pflanzliche Fette und Öle) Butter, Butterschmalz, hochwertige, kaltgepreßte Pflanzenöle und linolsäurereiche Margarinesorten
- Eigelb, Mayonnaise und Remoulade (selbstgemacht)
- Rohes Fleisch (z. B. Tatar, Carpaccio), roher Fisch (z. B. Matjes) und roh geräucherte Fleisch- und Fischwaren (z. B. roher Schinken, Bündner Fleisch, geräucherter Hering, geräucherte Forelle, geräucherte Makrele, Schillerlocken etc.), Rohwurst wie Salami, Cabanossi, Landjäger, Polnische etc. Eventuell ohne Zusatz von Schweinefleisch.
- Biobin (Bindemittel auf der Basis von Johannisbrotkernmehl), Gelatine, Agar-Agar
- Hochprozentige Spirituosen. Nur in kleinen Mengen!
- Gemüsesaft, Mineralwasser (möglichst kohlensäurearm), Kräutertee, Mate-Tee

4. Das sollten Sie meiden:

- Raffinierten Zucker, Süßstoffe, Süßigkeiten
- Marmeladen, Konfitüren, Nußnougatcreme
- Alle Fertigprodukte und Konserven, auch fertige Fruchtjoghurts, fertige Suppen, Salate, Mayonnaise, Ketchup und Würzsaucen etc. (erlaubt ist zum Würzen Hefeextrakt und Instant-Gemüsebrühe). Tiefkühl-Produkte sind erlaubt.
- Schweinefleisch aus Massentierhaltung und Produkte daraus (siehe Seite 8), z. B. Wurst, Schinken
- Hülsenfrüchte (Erbsen, Linsen, Bohnenkerne), Sprossen und Keimlinge von Hülsenfrüchten sind erlaubt. Sie haben Salatcharakter und gelten als neutral, denn die Nährstoffrelationen verschieben sich während des Keimungsprozesses.
- Essig-Essenz (siehe Seite 8)
- Plattenfette, Fritierfette (besser: Butterschmalz)
- Limonaden, Colagetränke: Trinken Sie statt dessen Mineralwasser, Gemüse- und Fruchtsäfte oder Tee.
- H-Milch, Dosenmilch
  Verwenden Sie frische Milch und Sahne.
- Schwarzer Tee, Kaffee, Kakao (besser: Kräutertee)

Bitte beachten Sie:
Dr. Hay rät bei Nierenleiden vom Verzehr größerer Mengen Spinat ab, ebenso von Rhabarber, Kastanien, Meerrettich, Senf und Pfeffer. Die Fleischmengen sollten stets klein gehalten werden, dies gilt vor allem für den Verzehr von Geräuchertem und Gepökeltem. Diese enthalten Stoffe, die die Entstehung von Krebs begünstigen können, vor allem, wenn das Fleisch stark erhitzt wird (Braten, Grillen). Halten Sie Ihren Kochsalzkonsum möglichst niedrig.

Der Mengenplan nach Dr. Hay

Halten Sie sich möglichst an den Fünf-Mahlzeiten-Rhythmus und an die vorgegebenen Mengen. Also bitte nicht hungern und auch nicht übermäßig zulangen. Nur so stabilisiert sich Ihr Gewicht auf Dauer. Wählen Sie zwischen den Kohlenhydrat- und Eiweißmahlzeiten aus. Die Gerichte sind als Vorschläge zu sehen. Wenn Sie sich schon mit Trennkost auskennen, werden Ihnen bestimmt noch weitere Eiweiß- und Kohlenhydratgerichte (z. B. für zwischendurch) einfallen.

Frühstück (bitte wählen)

1. Kohlenhydratmahlzeit (KH-Mahlzeit)
1 Scheibe Vollkornbrot (50 g) oder 1 Vollkornbrötchen oder 3 Scheiben Knäckebrot, dünn mit Butter oder Margarine bestrichen. Dazu 30 g Salami bzw. roher Schinken oder 25 bis 30 g Käse der neutralen Gruppe oder 2 EL Quark mit 2 TL Honig oder ein Müsli (Haferflocken, eingeweichte Getreidekörner, Banane oder mürber Apfel, Nüsse, Honig, Joghurt).

2. Eiweißmahlzeit (EW-Mahlzeit)
2 Eier (als Rühreier oder Spiegeleier in wenig Butter gebraten) oder 2 gekochte Eier (evtl. als Eier im Glas), dazu Tomaten, Pilze, Gurken, Zucchini oder ein anderes Gemüse der neutralen Gruppe, Sprossen und Kräuter, aber kein Brot.

3. Basenmahlzeit (Obstfrühstück)
Frische Früchte der Saison aus der Eiweißgruppe in beliebiger Menge.

Als Getränk Kräutertee, u. U. auch Kaffee oder schwarzer Tee.

Zwischendurch, vormittags

(EW- oder KH-Mahlzeit möglich)

1 Stunde nach dem Frühstück: 1 Glas Kräutertee oder stilles Mineralwasser

2 Stunden nach dem Frühstück: 1 Glas Kräutertee oder stilles Mineralwasser

2 1/2 Stunden nach dem Frühstück (bitte wählen):
200 g frisches Obst der Eiweißgruppe oder 200 ml Milch oder 250 g Sauermilchprodukte oder Fruchtmix aus 100 g Obst der Eiweißgruppe und 125 ml Milch oder Sauermilchprodukten. Oder 1 Banane und 250 g Buttermilch (als Drink) oder 1 Banane und 150 g Joghurt, evtl. mit Honig gesüßt.

1/2 Stunde vor dem Mittagessen: 1 Glas Kräutertee oder stilles Mineralwasser

Mittagessen (bitte wählen)

1. Kohlenhydratmahlzeit (KH-Mahlzeit)
50 g Getreide oder 50 g Naturreis (Rohgewicht) oder 50 g Vollkornnudeln (Rohgewicht) oder 200 g Kartoffeln. Dazu 400 g Gemüse und / oder Salat und 30 bis 50 g neutrale Produkte wie Fette, Öle, Sahne, Frischkäse, gereifter Käse ab 50% F. i. T., Nüsse, Eigelb, roher Schinken. Als Getränk eignen sich Wasser, Gemüsesaft und Bier.

2. Eiweißmahlzeit (EW-Mahlzeit)
100 bis 150 g Fleisch oder 150 bis 200 g Fisch oder 2 Eier oder 60 g Käse der Eiweißgruppe oder 80 g Wurst der Eiweißgruppe. Dazu 400 g Gemüse und/oder Salat. Dazu dürfen Sie 30 bis 50 g neutrale Produkte wie Fette, Öle, Sahne, Frischkäse, gereiften Käse ab 50% F.i.T. oder Nüsse essen. Als Getränke eignen sich Wasser, Fruchtsaft, Gemüsesaft und Wein.

Zwischendurch, nachmittags

(ab 14 Uhr werden nur noch KH-Gerichte empfohlen)

3 x jeweils im Abstand von 1 Stunde 1 Glas Kräutertee oder stilles Mineralwasser (z. B. um 14 Uhr, 15 Uhr und 16 Uhr)

1/2 Stunde nach dem letzten Getränk (bitte wählen):
1 große Banane oder 1 großer süßer Apfel oder 1 Stück Kuchen oder 3 Kekse oder 1 Scheibe Knäckebrot mit Quark und Honig oder 200 g Sauermilchprodukte mit 1 EL Vollkornhaferflocken und 1 TL Honig.

1/2 Stunde vor dem Abendessen: 1 Glas Kräutertee oder stilles Mineralwasser

Abendessen

(abends werden nur KH-Gerichte empfohlen, bitte wählen)

50 g Getreide oder 100 g Vollkornbrot oder 50 g Naturreis (Rohgewicht) oder 50 g Vollkornnudeln (Rohgewicht) oder 200 g Kartoffeln. Dazu 400 g Gemüse und/oder Salat, 30 bis 50 g neutrale Produkte wie Fette, Öle, Sahne, gereifter Käse ab 50 % F. i. T., Crème fraîche, Frischkäse etc. Als Getränke eignen sich Wasser, Bier und Gemüsesaft.

Hinweis:
Dr. Hay empfiehlt, zu den Mahlzeiten möglichst nichts zu trinken, da zwischendurch reichlich getrunken wird.

Lebensmitteltabelle

angegeben sind der Kaloriengehalt ausgewählter Nahrungsmittel pro 100 g und pro Portion sowie Gruppenzugehörigkeit in der Trennkost

(EW = Eiweiß, KH = Kohlenhydrat, n = neutral)

Nahrungsmittel	kcal pro 100 g	kcal pro Portion (g bzw. ml)	Trennkost Gruppe
Milch und Milchprodukte			
1. Milch			
Vollmilch, 3,5% Fett	64	128/200 ml	n
Milch, natürl. Fettgehalt, 3,8% Fett	67	134/200 ml	n
Vorzugsmilch, Rohmilch, 3,8% Fett	67	134/200 ml	n
Milch, fettarm (1,5% Fett)	47	94/200 ml	EW
Milch, mager (0,3% Fett)	35	70/200 ml	EW
Stutenmilch	47	47/100 ml	n
2. Milchprodukte			
Buttermilch	34	68/200 g	n
Crème double, mind. 40% Fett	418	125/30 g (= 1 EL)	n
Crème fraîche, mind. 30% Fett	318	95/30 g (= 1 EL)	n
Dickmilch, 3,5% Fett	64	96/150 g	n
Dickmilch, 1,5% Fett	46	69/150 g	n
Dickmilch, Sahne-, 10% Fett	120	60/50 g	n
Joghurt, natur, 3,5% Fett	64	96/150 g	n
Joghurt, natur, 3,8% Fett	66	99/150 g	n
Joghurt, natur, 1,5% Fett	46	69/150 g	n
Joghurt, mager	34	51/150 g	n
Joghurt, mager, gerührt	37	56/150 g	n
Kefir, 3,5% Fett	64	96/150 g	n

Nahrungsmittel	kcal pro 100 g	kcal pro Portion (g bzw. ml)	Trenn-kost Gruppe
Kefir, fettarm, 1,5% Fett	46	92/200 g	n
Kefir, Sahne-, 10% Fett	125	63/50 g	n
Kondensmilch, 7,5% Fett	132	13/10 g	n
Kondensmilch, 10% Fett	175	18/10 g	n
Kaffeesahne, 12% Fett	136	14/10 g	n
Molke, Kur-	36	45/125 ml	n
Sahne, sauer, 10% Fett	118	30/25 g (= 1 EL)	n
Sahne, sauer, 18% Fett	188	47/25 (= 1 EL)	n
Sahne, sauer, 24% Fett	248	74/30 g (= 1 EL)	n
Sahne, süß, 30% Fett	293	147/50 g	n
Ymer	74	74/100 g	n
3. Frischkäse			
Frischkäse, 50% F. i. T. (Rahmfrischkäse)	189	57/30 g (= 1 EL)	n
Frischkäse, 60% F. i. T. (Doppelrahmfrischkäse)	253	76/30 g (= 1 EL)	n
Frischkäse, 70% F. i. T. (Doppelrahmfrischkäse)	312	94/30 g (= 1 EL)	n
Frischkäse, körniger, 20% F. i. T. (Hüttenkäse)	100	25/25 g (= 1 EL)	n
Mascarpone, über 80% F. i. T.	460	138/30 g (= 1 EL)	n
Mozzarella (Büffelmilch), 45% F.i.T.	255	128/50 g	n
Mozzarella (Kuhmilch), 45% F. i. T.	225	113/50 g	n
Schafkäse (Feta), 40% F. i. T.	219	110/50 g	n
Schafkäse (Feta), 45% F. i. T.	239	120/50 g	n
Schichtkäse, 10% F. i. T.	82	21/25 g (= 1 EL)	n
Schichtkäse, 20% F. i. T.	100	25/25 g (= 1 EL)	n

Nahrungsmittel	kcal pro 100 g	kcal pro Portion (g bzw. ml)	Trenn-kost Gruppe
Schichtkäse, 40% F. i. T.	147	44/30 g (= 1 EL)	n
Speisequark, mager	70	18/25 g (= 1 EL)	n
Speisequark, 20% F. i. T.	100	25/25 g (= 1 EL)	n
Speisequark, 40% F. i. T.	160	48/30 g (= 1 EL)	n
4. Gereifter Käse			
Appenzeller, 50% F. i. T.	390	98/25 g[1]	n
Balsfjord, 45% F. i. T.	347	87/25 g	EW
Bavaria blue, 70% F. i. T.	414	124/30 g	n
Bel Paese, 50% F. i. T.	374	94/25 g	n
Bergkäse, 50% F. i. T.	394	99/25 g	n
Bleu d'Auvergne, 50% F. i. T.	360	108/30 g	n
Bleu de Bresse, 50% F. i. T.	360	108/30 g	n
Bresso, 70% F. i. T.	419	126/30 g	n
Brie, 45% F. i. T.	281	70/25 g	EW
Brie, 50% F. i. T.	315	95/30 g	n
Brie, 60% F. i. T.	367	110/30 g	n
Butterkäse, 30% F. i. T.	246	62/25 g	EW
Butterkäse, 45% F. i. T.	301	75/25 g	EW
Butterkäse, 50% F. i. T. (Rahmbutterkäse)	318	95/30 g	n
Butterkäse, 60% F. i. T.	385	116/30 g	n
Cambozola, 70% F. i. T.	414	124/30 g	n
Camembert, 30% F. i. T.	207	129/62,5 g	EW
Camembert, 40% F. i. T.	257	161/62,5 g (= 1/4)	EW
Camembert, 45% F. i. T.	281	176/62,5 g (= 1/4)	EW

[1] Soweit nicht anders angegeben, entsprechen die errechneten Portionszahlen einer Scheibe Käse.

Nahrungsmittel	kcal pro 100 g	kcal pro Portion (g bzw. ml)	Trenn-kost Gruppe
Camembert, 50% F. i. T.	315	197/62,5 g (= 1/4)	n
Camembert, 60% F. i. T.	367	229/62,5 g (= 1/4)	n
Cheddar (Chester), 50% F. i. T.	397	99/25 g	n
Danablu, 50% F. i. T.	360	108/30 g	n
Danbo, 45% F. i. T.	329	82/25 g	EW
Edamer, 30% F. i. T.	257	64/25 g	EW
Edamer, 40% F. i. T.	303	76/25 g	EW
Emmentaler, 45% F. i. T.	387	97/25 g	EW
Esrom, 45% F. i. T.	301	75/25 g	EW
Fontina, 45% F. i. T.	329	82/25 g	EW
Freiburger Vacherin, 50% F. i. T.	357	107/30 g	n
Geheimratskäse, 50% F. i. T.	358	90/25 g	n
Gjetost, 35% F. i. T.	454	114/25 g	EW
Gorgonzola, 48% F. i. T.	358	107/30 g	EW
Gouda, 48% F. i. T.	346	87/25 g	EW
Gouda, 50% F. i. T. (Rahmgouda)	358	90/25 g	n
Greyerzer (Gruyère), 45% F. i. T.	410	103/25 g	EW
Handkäse, Mainzer, Harzer	129	65/50 g	EW
Hardanger	340	85/25 g	EW
Havarti, 45% F. i. T.	328	82/25 g	EW
Hobelkäse, 50% F. i. T.	475	119/25 g	n
Jarlsberg, 45% F. i. T.	352	88/25 g	EW
Limburger, 20% F. i. T.	188	47/25 g (= 2 Sch.)	EW
Limburger, 40% F. i. T.	272	68/25 g (= 2 Sch.)	EW
Limburger, 60% F. i. T.	382	115/30 g (= 2 Sch.)	n
Maasdamer, 45% F. i. T.	356	89/25 g	EW
Münster, 45% F. i. T.	295	74/25 g (= 2 Sch.)	EW
Münster, 50% F. i. T.	316	79/25 g (= 2 Sch.)	n

Nahrungsmittel	kcal pro 100 g	kcal pro Portion (g bzw. ml)	Trenn-kost Gruppe
Parmesan	386	39/10 g (= 1 EL)	n
Provolone, 45% F. i. T.	365	91/25 g	EW
Pyrenäenkäse, 50% F. i. T.	359	108/30 g	n
Raclette, 48% F. i. T.	346	104/30 g	EW
Raclette, 50% F. i. T.	359	108/30 g	n
Reibekäse, 45% F. i. T.	387	39/10 g (= 1 EL)	EW
Roquefort, 52% F. i. T.	374	112/30 g	n
Romadur, 20% F. i. T.	188	47/25 g (= 2 Sch.)	EW
Romadur, 40% F. i. T.	272	68/25 g (= 2 Sch.)	EW
Romadur, 60% F. i. T.	382	115/30 g (= 2 Sch.)	n
Sbrinz, 45% F. i. T.	426	85/20 g	EW
Tête de Moine, 50% F. i. T.	388	78/20 g	n
Tilsiter, 45% F. i. T.	328	82/25 g	EW
Tilsiter, 50% F. i. T.	359	108/30 g	n
Trappistenkäse, 45% F. i. T.	345	86/25 g	EW
Weinkäse, 20% F. i. T.	196	59/30 g	EW
Weinkäse, 45% F. i. T.	295	89/30 g	EW
Weißlacker, 45% F. i. T.	294	88/30 g	EW
Weißlacker, 50% F. i. T.	327	98/30 g	n
Ziegenschnittkäse, 45% F. i. T.	355	89/25 g	EW
Ziegenweichkäse, 45% F. i. T.	281	176/62,5 g (= 1/4)	EW
Hühnereier			
Hühnerei, Vollei (ohne Schale)	159	159/100 g	EW
Hühnerei, Gew.Kl. S (unter 53 g), z. B. 50 g	–	72/Stück (= 45 g ohne Schale)	EW
Hühnerei, Gew. Kl. M (53 bis 63 g), z. B. 55 g	–	80/Stück (= 50 g ohne Schale)	EW

Nahrungsmittel	kcal pro 100 g	kcal pro Portion (g bzw. ml)	Trennkost Gruppe
Hühnerei, Gew. Kl. L (63 bis 73 g), z. B. 65 g	–	94/Stück (= 59 g ohne Schale)	EW
Hühnerei, Gew. Kl. XL (über 73 g), z. B. 75 g	–	110/Stück (= 69 g ohne Schale)	EW
Hühnerei-Eigelb, mittelgroß	–	68/19 g	n
Hühnerei-Eiweiß, mittelgroß	–	16/33 g	EW
Fette und Öle			
1. Tierische Fette			
Butter	754	75/10 g (= 1 EL)	n
Milchhalbfett (= Halbfettbutter)	385	39/10 g (= 1 EL)	n
Butterschmalz (= Butterreinfett)	897	90/10 g (= 1 EL)	n
Gänseschmalz	896	90/10 g (= 1 EL)	n
Schweineschmalz	898	90/10 g (= 1 EL)	n
Rindertalg	872	87/10 g (= 1 EL)	n (–)
2. Pflanzliche Fette und Öle			
Pflanzenmargarine i. D.	722	72/10 g (= 1 EL)	n
Diätmargarine (reich an mehrfach ungesättigten Fettsäuren)	722	72/10 g (= 1 EL)	n
Halbfettmargarine	368	37/10 g (= 1 EL)	n
Pflanzenöl i. D.	899	90/10 g (= 1 EL)	n
Palmkernfett	894	89/10 g (= 1 EL)	n (–)
Kokosfett	894	89/10 g (= 1 EL)	n (–)
Fritier- und Bratfett	894	89/10 g (= 1 EL)	n (–)

(–) in der Trennkost nicht empfehlenswert

Nahrungsmittel	kcal pro 100 g	kcal pro Portion (g bzw. ml)	Trenn-kost Gruppe
Mayonnaise			
Mayonnaise, 80% Öl, selbstgem.	752	150/20 g (= 1 EL)	n
Mayonnaise, Salat-, 50% Öl, selbstgemacht	499	100/20 g (= 1 EL)	n
Remoulade, 80% Öl, selbstgem.	735	147/20 g (= 1 EL)	n
Remoulade, 50% Öl, selbstgem.	480	96/20 g (= 1 EL)	n
Fische und Meeresfrüchte			
1. Süßwasserfische*)			
Aal, Flußaal	281	351/125 g	EW
Barsch, Flußbarsch	81	122/150 g	EW
Brasse (Brachse)	116	174/150 g	EW
Felchen (Renke)	100	150/150 g	EW
Forelle (Bachforelle)	102	153/150 g	EW
Hecht	82	123/150 g	EW
Karpfen	115	173/150 g	EW
Lachs	202	303/150 g	EW
Schleie	77	116/150 g	EW
Waller (Wels)	163	245/150 g	EW
Zander	83	125/150 g	EW
2. Seefische*)			
Flunder	72	108/150 g	EW
Heilbutt	101	152/150 g	EW
Hering	193	290/150 g	EW

*) Die Gruppenzugehörigkeit bezieht sich, falls nicht anders angegeben, auf das Fleisch in gegartem Zustand.

Nahrungsmittel	kcal pro 100 g	kcal pro Portion (g bzw. ml)	Trenn-kost Gruppe
Heringsfilet	207	311/150 g	EW
Hering, Ostsee-	155	233/150 g	EW
Kabeljau (Dorsch)	73	110/150 g	EW
Kabeljaufilet	68	102/150 g	EW
Katfisch (Steinbeißer)	88	132/150 g	EW
Lengfisch	81	122/150 g	EW
Makrele	180	270/150 g	EW
Meeräsche	120	180/150 g	EW
Rotbarsch (Goldbarsch)	105	158/150 g	EW
Rotzunge	72	108/150 g	EW
Sardelle	101	76/75 g	EW
Sardine	124	93/75 g	EW
Schellfisch	77	116/150 g	EW
Scholle	86	129/150 g	EW
Schwertfisch	117	176/150 g	EW
Seehecht	91	137/150 g	EW
Seelachs (Köhler)	80	120/150 g	EW
Seezunge	83	125/150 g	EW
Sprotte	216	108/50 g	EW
Steinbutt	82	123/150 g	EW
Thunfisch	226	113/50 g	EW
Walfleisch	123	92/75 g	EW
3. Fischwaren			
Aal, geräuchert	329	494/150 g	n
Bismarckhering	210	315/150 g	n
Bückling	224	336/150 g	n
Flunder, geräuchert	110	165/150 g	n

Nahrungsmittel	kcal pro 100 g	kcal pro Portion (g bzw. ml)	Trennkost Gruppe
Forelle, geräuchert	130	195/150 g (= 2 Fil.)	n
Katfisch, geräuchert	124	186/150 g	n
Kaviar, russischer	244	37/15 g (= 1 EL)	EW
Kaviarersatz	115	17/15 g (= 1 EL)	EW
Lachs, geräuchert	289	434/150 g	n
Lachs, gebeizt (Graved Lachs)	202	152/75 g	n
Makrele, geräuchert	222	222/100 g (= 1 Fil.)	n
Matjesfilet	267	160/60 g (= 1 Filet)	n
Rotbarsch, geräuchert	145	218/150 g	n
Salzhering	218	327/150 g	n
Schellfisch, geräuchert	93	140/150 g	n
Schillerlocken	302	181/60 g (= 1 St.)	n
Seelachs, geräuchert	98	147/150 g	n
4. Meeresfrüchte, Krusten- und Weichtiere*)			
Austern, roh	66	50/75 g	n
Garnele (Speisekrabbe)	87	65/75 g	EW
Hummer	81	101/125 g	EW
Krebs (Flußkrebs)	65	81/125 g	EW
Languste	84	105/125 g	EW
Miesmuschel	51	51/100 g	EW
Pilgermuschel	63	63/100 g	EW
Steckmuschel	54	54/100 g	EW
Tintenfisch	68	85/125 g	EW
Weinbergschnecke	73	37/50 g (= 6 St.)	EW

*) Die Gruppenzugehörigkeit bezieht sich, falls nicht anders angegeben, auf das Fleisch in gegartem Zustand.

Nahrungsmittel	kcal pro 100 g	kcal pro Portion (g bzw. ml)	Trenn-kost Gruppe
Fleisch; Fleischwaren und Wurst			
1. Schweinefleisch *) (–)			
Backe	539	539/100 g	EW(–)
Bauch, mager durchwachsen, frisch	261	261/100 g	EW(–)
Bug (Schulter)	271	339/125 g	EW(–)
Eisbein (Hinterhaxe)	186	233/125 g	EW(–)
Filet (Lende)	106	133/125 g	EW(–)
Hack	271	271/100 g	EW(–)
Kamm	197	246/125 g	EW(–)
Kasseler (gepökelter Nacken)	237	296/125 g	EW(–)
Keule (Schlegel, Hinterschinken)	274	343/125 g	EW(–)
Kotelett	150	188/125 g	EW(–)
Mett	318	159/50 g	EW(–)
Mett, roh, gewürzt	318	159/50 g	n (–)
Muskelfleisch, ohne Fett	105	131/125 g	EW(–)
Schnitzel (Oberschale)	106	133/125 g	EW(–)
Speck (Flomen)	854	171/20 g	n (–)
Herz	87	87/100 g	EW(–)
Leber	133	133/100 g	EW(–)
Niere	96	96/100 g	EW(–)
Zunge	207	207/100 g	EW(–)
2. Rindfleisch*)			
Corned beef (deutsch)	141	42/30 g (= 2 Sch.)	EW
Filet	121	151/125 g	EW

(–) in der Trennkost nicht empfehlenswert

*) Die Gruppenzugehörigkeit bezieht sich, falls nicht anders angegeben, auf das Fleisch in gegartem Zustand.

Nahrungsmittel	kcal pro 100 g	kcal pro Portion (g bzw. ml)	Trenn-kost Gruppe
Filet, roh (Carpaccio)	121	61/50 g	n
Frühstücksfleisch (Luncheon meat)	294	147/50 g (= 3 Sch.)	EW
Hack (Rinderhack)	216	216/100 g	EW
Hochrippe (Rostbraten)	161	201/125 g	EW
Kamm (Hals)	150	188/125 g	EW
Keule (Schlegel, i. D.)	148	185/125 g	EW
Lende (Roastbeef)	130	163/125 g	EW
Muskelfleisch, ohne Fett	105	131/125 g	EW
Ochsenschwanz	184	184/100 g	EW
Roulade (Keule, mager)	116	145/125 g (o. Füllg.)	EW
Schabefleisch (Tatar), roh	112	140/125 g	n
Schulter (Blatt, Bug)	153	191/125 g	EW
Suppenfleisch (Brust)	244	305/125 g	EW
Tafelspitz (Keule)	184	230/125 g	EW
Herz	124	155/125 g	EW
Leber	121	151/125 g	EW
Zunge	209	261/125 g	EW
3. Kalbfleisch *)			
Braten i. D.	112	140/125 g	EW
Brust	131	164/125 g	EW
Filet	95	119/125 g	EW
Haxe	98	123/125 g	EW
Keule (Schlegel)	97	121/125 g	EW
Kotelett	112	140/125 g	EW
Muskelfleisch, ohne Fett	95	119/125 g	EW

*) Die Gruppenzugehörigkeit bezieht sich, falls nicht anders angegeben, auf das Fleisch in gegartem Zustand.

Nahrungsmittel	kcal pro 100 g	kcal pro Portion (g bzw. ml)	Trenn-kost Gruppe
Schnitzel	99	124/125 g	EW
Bries	99	99/100 g	EW
Herz	114	114/100 g	EW
Leber	130	163/125 g	EW
Niere	128	160/125 g	EW
Zunge	128	160/125 g	EW
4. Lamm- und Hammelfleisch *)			
Brust	381	476/125 g	EW
Filet	112	140/125 g	EW
Keule (Schlegel)	234	293/125 g	EW
Kotelett	348	435/125 g	EW
Lende	194	243/125 g	EW
Muskelfleisch, ohne Fett	112	140/125 g	EW
Schnitzel	131	164/125 g	EW
Herz	158	198/125 g	EW
Leber	133	166/125 g	EW
Zunge	194	243/125 g	EW
5. Geflügel, Wild und sonstige Fleischarten *)			
– Geflügel			
Ente i. D.	227	284/125 g	EW
Gans i. D.	342	428/125 g	EW
Hähnchenbrust mit Haut	145	181/125 g	EW
Hähnchenkeule mit Haut	174	218/125 g	EW

*) Die Gruppenzugehörigkeit bezieht sich, falls nicht anders angegeben, auf das Fleisch in gegartem Zustand.

Nahrungsmittel	kcal pro 100 g	kcal pro Portion (g bzw. ml)	Trenn-kost Gruppe
Huhn (Brathähnchen)	166	208/125 g	EW
Huhn (Suppenhuhn)	257	257/100 g	EW
Hühnerherz	124	124/100 g	EW
Hühnerleber	136	136/100 g	EW
Maiskorn-Hähnchen	151	189/125 g	EW
Puter, ausgewachsen, i. D.	212	265/125 g	EW
Puter, jung, i. D.	151	189/125 g	EW
Putenbrust ohne Haut	105	131/125 g	EW
Putenkeule ohne Haut	114	143/125 g	EW
Putenherz	118	118/100 g	EW
Putenleber	111	111/100 g	EW
Stubenküken	116	145/125 g	EW
– Wild und Wildgeflügel			
Fasan	169	211/125 g	EW
Flugente	227	284/125 g	EW
Hase	113	141/125 g	EW
Hirsch	112	140/125 g	EW
Kaninchen i. D.	152	190/125 g	EW
Kaninchenkeule	115	144/125 g	EW
Perlhuhn	145	181/125 g	EW
Reh, Keule (Schlegel)	97	121/125 g	EW
Reh, Rücken	122	153/125 g	EW
Taube	226	283/125 g	EW
Wildschwein, Keule	109	136/125 g	EW
– Sonstige Fleischarten			
Pferd i. D.	107	134/125 g	EW
Ziege i. D.	149	186/125 g	EW

Nahrungsmittel	kcal pro 100 g	kcal pro Portion (g bzw. ml)	Trenn-kost Gruppe
6. Wurst und Fleischwaren			
Bierschinken (aus Schweinefleisch)	169	25/15 g	EW(–)
Bierschinken (aus Putenfleisch)	200	30 /15 g (= 1 Sch.)	EW
Bockwurst	277	208/75 g (= 1 St.)	EW(–)
Blutwurst	301	75/25 g (= 1 Sch.)	EW(–)
Bratwurst (aus Kalbfleisch)	266	200/75 g (= 1 St.)	EW
Bratwurst (aus Schweinefleisch)	298	224/75 g (= 1 St.)	EW(–)
Bündner Fleisch	128	38/30 g	n
Cervelatwurst	394	59/15 g (= 1 Sch.)	n (–)
Corned beef, amerikanisch	209	63/30 g	EW
Currywurst (Knackwurst)	300	300/100 g (= 1 St.)	EW(–)
Fleischkäse (Leberkäse), Aufschn.	297	74/25 g (= 1 Sch.)	EW(–)
Fleischkäse (Leberkäse), gebacken	297	446/150 g	EW(–)
Fleischwurst (Lyoner, aus Schweinefleisch)	296	148/50 g	EW(–)
Fleischwurst (aus Kalbfleisch)	320	160/50 g	EW
Frankfurter Würstchen	272	204/75 g (= 1 St.)	EW(–)
Geflügel-Schinkenwurst	173	26/15 g (= 1 Sch.)	EW
Geflügelsülze (Fleisch in Aspik)	73	16/20 g (= 1 Sch.)	EW
Gelbwurst	281	28 /10 g (= 1 Sch.)	EW(–)
Hackfleisch, halb und halb	260	325/125 g	EW(–)
Jagdwurst	205	31/15 g (= 1 Sch.)	EW(–)
Kabanossi	394	197/50 g	n (–)
Krakauer	264	40/15 g (= 1 Sch.)	EW(–)
Lachsschinken	156	16/10 g (= 1 Sch.)	n (–)
Leberwurst, grob (vom Schwein)	328	98/30 g	EW(–)
Leberwurst, mager (vom Schwein)	257	77/30 g	EW(–)

(–) in der Trennkost nicht empfehlenswert

Nahrungsmittel	kcal pro 100 g	kcal pro Portion (g bzw. ml)	Trenn-kost Gruppe
Leberwurst, fein, leicht (vom Kalb)	245	74/30 g	EW
Mettwurst, Braunschweiger	403	121/30 g	n (–)
Mettwurst	352	106/30 g	n (–)
Mortadella, deutsch	345	52 /15 g (= 1 Sch.)	EW (–)
Rindersaftschinken	106	27/25 g (= 1 Sch.)	EW
Rindersaftschinken in Aspik	77	19/25 g (= 1 Sch.)	EW
Rotwurst, Thüringer	241	72/30 g (= 1 Sch.)	EW (–)
Salami, deutsch	383	19/5 g (= 1 Sch.)	n (–)
Salami, leicht	275	14/5 g (= 1 Sch.)	n (–)
Salami, Rinder-	232	12/5 g (= 1 Sch.)	n
Schinken, gekocht, ohne Fettrand	150	45/30 g (= 1 Sch.)	EW (–)
Schinken , gekocht, i. D.	193	58/30 g (= 1 Sch.)	EW (–)
Schinken, roh, geräuchert	383	38 /10 g (= 1 Sch.)	n (–)
Schinkenspeck, roh, geräuchert	402	40/10 g (= 1 Sch.)	n (–)
Schinkenwurst (aus Putenfleisch)	195	29/15 g (= 1 Sch.)	EW
Speck, geräuchert, durchwachsen	621	93/15 g (= 1 Sch.)	n (–)
Teewurst	371	111/30 g	n (–)
Weißwurst, Münchner	287	215/75 g (= 1 St.)	EW (–)
Wiener Würstchen	296	148 /50 g (= 1 St.)	EW (–)
7. Fleischbrühen/Fleischextrakte			
Bouillon, Rinds-, Instantprodukt, trocken	150	6/200 ml Brühe	EW
Bouillon, Rinds-, verzehrfertig	3	6/200 ml Brühe	EW
Fette Brühe, Instantprodukt, tr.	351	14/200 ml Brühe	EW
Fette Brühe, verzehrfertig	7	14/200 ml Brühe	EW
Fleischbrühe, Instantprodukt, tr.	700	28/200 ml Brühe	EW

(–) in der Trennkost nicht empfehlenswert

Nahrungsmittel	kcal pro 100 g	kcal pro Portion (g bzw. ml)	Trenn-kost Gruppe
Fleischbrühe, verzehrfertig	14	28/200 ml Brühe	EW
Fleischbrühe, Klare, verzehrfertig	6	12/200 ml Brühe	EW
Fleischextrakt, konz., trocken	247	10/200 ml Brühe	EW
Fleischextrakt, verzehrfertig	5	10/200 ml Brühe	EW
Gekörnte Brühe, Instant, trocken	193	8/200 ml Brühe	EW
Gekörnte Brühe, verzehrfertig	4	8/200 ml Brühe	EW
Hühnersuppe, Instantprodukt, tr.	293	12/200 ml Brühe	EW
Hühnersuppe, verzehrfertig	6	12/200 ml Brühe	EW
Getreide/Getreideprodukte			
1. Getreidekörner, Mehle und Mahlprodukte			
Amaranth	365	37/10 g (= 1 EL)	KH
Buchweizen, Grütze	345	35/10 g (= 1 EL)	KH
Buchweizen, Korn, geschält	340	68/20 g (= 1 EL)	KH
Buchweizen, Vollmehl	340	34/10 g (= 1 EL)	KH
Gerste, Graupen	338	68/20 g (= 1 EL)	KH
Gerste, Korn	315	63/20 g (= 1 EL)	KH
Getreidesprossen i. D., frisch	73	22/30 g	n
Grünkern (Dinkel), Korn	320	64/20 g (= 1 EL)	KH
Grünkernmehl	332	33/10 g (= 1 EL)	KH
Hafer, Korn	359	72/20 g (= 1 EL)	KH
Haferflocken, Vollkorn-	354	35/10 g (= 1 EL)	KH
Haferflocken, Instant-	351	35/10 g (= 1 EL)	KH
Hafer, Grütze	361	54/15 g (= 1 EL)	KH
Hirse, Korn, entspelzt	354	71/20 g (= 1 EL)	KH
Mais, Korn	333	67/20 g (= 1 EL)	KH

Nahrungsmittel	kcal pro 100 g	kcal pro Portion (g bzw. ml)	Trenn-kost Gruppe
Mais, Grieß (Polentagrieß)	339	51/15 g (= 1 EL)	KH
Mais, Vollmehl	333	50/15 g (= 1 EL)	KH
Müsli-Mischung, Trockenprod. i.D.	394	79/20 g (= 1 EL)	KH
Quinoa, Korn	343	69/20 g (= 1 EL)	KH
Reis, Naturreis, roh	348	70/20 g (= 1 EL)	KH
Reis, Naturreis, gekocht	116	174/150 g	KH
Reis, Mehl	351	35/10 g (= 1 EL)	KH
Roggen, Korn	293	59/20 g (= 1 EL)	KH
Roggen, Flocken	307	31/10 g (= 1 EL)	KH
Roggen, Mehl, Type 815	300	30/10 g (= 1 EL)	KH
Roggen, Mehl, Type 997	299	30/10 g (= 1 EL)	KH
Roggen, Mehl, Type 1150	295	30/10 g (= 1 EL)	KH
Roggen, Vollkornmehl, Type 1800	273	27/10 g (= 1 EL)	KH
Roggen, Keime, getrocknet	400	40/10 g (= 1 EL)	KH
Weizen, Korn	304	61/20 g (= 1 EL)	KH
Weizen, Grieß	324	49/15 g (= 1 EL)	KH
Weizen, Mehl, Type 405	339	34/10 g (= 1 EL	KH
Weizen, Mehl, Type 550	339	34/10 g (= 1 EL)	KH
Weizen, Mehl, Type 1050	330	33/10 g (= 1 EL)	KH
Weizen-Vollkornmehl, Type 1700	306	31/10 g (= 1 EL)	KH
Weizenkeime, getrocknet	311	31/10 g (= 1 EL)	KH
Weizen-Speisekleie	176	5/3 g (= 1 TL)	KH
2. Stärkemehle			
Kartoffelstärke	336	34/10 g (= 1 EL)	KH
Maisstärke	346	35/10 g (= 1 EL)	KH
Reisstärke	343	34/10 g (= 1 EL)	KH
Weizenstärke	333	33/10 g (= 1 EL)	KH

Nahrungsmittel	kcal pro 100 g	kcal pro Portion (g bzw. ml)	Trenn-kost Gruppe
3. Brote und Backwaren			
Baguette	270	27/10 g (= 1 Sch.)	KH
Knäckebrot	318	32/10 g (= 1 Sch.)	KH
Laugenbrezel	239	120/50 g (= 1 St.)	KH
Mehrkornbrot	230	104/45 g (= 1 Sch.)	KH
Pumpernickel, rund	182	36/20 g (= 1 Sch.)	KH
Pumpernickel, eckig	182	91/50 g (= 1 Sch.)	KH
Roggenbrot	216	97/45 g (= 1 Sch.)	KH
Roggenbrötchen	210	105/50 g (= 1 St.)	KH
Roggenvollkornbrot	193	87/45 g (= 1 Sch.)	KH
Vollkornbrot mit Sonnenblumenkernen	244	122/50 g (= 1 Sch.)	KH
Weißbrot	238	60/25 g (= 1 Sch.)	KH
Weizenbrötchen (Semmel)	272	136/50 g (= 1 St.)	KH
Weizenmischbrot	225	101/45 g (= 1 Sch.)	KH
Weizenvollkornbrot	199	90 /45 g (= 1 Sch.)	KH
Weizentoastbrot	257	64/25 g (= 1 Sch.)	KH
4. Teigwaren und Nudeln*)			
Eiernudeln (Eierteigwaren), roh	347	174/50 g	KH (–)
Eiernudeln, gekocht	139	174/125 g	KH (–)
Teigwaren ohne Ei, roh	362	181/50 g	KH
Teigwaren ohne Ei, gekocht	145	181/125 g	KH
Spaghetti, gekocht	145	290/200 g	KH
Vollkornnudeln, roh	343	172/50 g	KH
Vollkornnudeln, gekocht	137	172/125 g	KH

(–) in der Trennkost nicht empfehlenswert
*) Rohe Nudeln ergeben etwa das 2,5fache an gekochten Nudeln.

Nahrungsmittel	kcal pro 100 g	kcal pro Portion (g bzw. ml)	Trenn-kost Gruppe
Gemüse; Hülsenfrüchte, Pilze			
1. Gemüse, Salat und Kräuter **)			
Artischocke	22	22/100 g	n
Aubergine	17	26/150 g	n
Blattsellerie	23	7/30 g	n
Bleichsellerie (Staudensellerie)	15	30/200 g	n
Blumenkohl	23	81/350 g	n
Bohnen, grün (Schnittbohnen)	35	70/200 g	n
Brennessel	12	4/30 g	n
Brokkoli	27	95/350 g	n
Brunnenkresse	17	5/30 g	n
Chicorée	16	28/175 g	n
Chinakohl	11	22/200 g	n
Dill	60	1/3 g (= 1 EL)	n
Eisbergsalat	10	10/100 g	n
Endiviensalat	12	12/100 g	n
Erbsen, grün, frisch	69	69/100 g	n
Feldsalat	12	21/175 g	n
Fenchelknolle	24	60/250 g	n
Fenchelkraut	41	4/10 g	n
Frühlingszwiebel	25	25/100 g	n

**) Die Kalorienangaben beziehen sich, falls nicht anders angegeben, auf die frische, küchenfertige Rohware.

Hinweis: In der Trennkost werden große Gemüse- und Salatportionen empfohlen, die man am besten aus verschiedenen Sorten zusammenstellt. Insgesamt sollte man pro Person etwa 400 g Gemüse oder Salat für eine Hauptmahlzeit rechnen. Sie kann zum Beispiel aus 150 g Karotten, 100 g Erbsen und 150 g Spargel bestehen. Die Portionsgrößen sind als variabel anzusehen. Natürlich können Sie auch eine Gemüseart alleine in der entsprechenden Menge essen (z. B. 400 g Spargel, 400 g Karotten).

Nahrungsmittel	kcal pro 100 g	kcal pro Portion (g bzw. ml)	Trenn-kost Gruppe
Gartenkresse	33	7/20 g (=1 Kästch.)	n
Grünkohl (Brauner Kohl)	33	116/350 g	n
Gurke, Salat-	13	39/300 g	n
Gurke, Salz-Dill-	25	19/75 g	n
Ingwerwurzel	61	3/5 g (= 1 TL)	n
Karotte (Möhre)	27	95/350 g	n
Kartoffel	71	142/200 g	KH
Kerbel	50	2/3 g (= 1 EL)	n
Knoblauch	135	4/3 g (= 1 Zehe)	n
Knollensellerie	18	27/150 g (= 1 St.)	n
Kohlrabi	25	50/200 g (= 1 St.)	n
Kohlrübe	35	70/200 g	n
Kopfsalat	12	36/300 g (= 1 Kopf)	n
Kürbis	25	25/100 g	n
Lauch (Porree), Blätter	25	25/100 g (= 1 St.)	n
Lauch (Porree), Knolle	26	26/100 g	n
Löwenzahnblätter	52	16/30 g	n
Maiskorn (Gemüsemais) in der Dose	110	33/30 g (= 1 EL)	n
Mangold	14	28/200 g	n
Meerrettich, gerieben	61	15/25 g (= 1 EL)	n
Paprikaschote	20	30/150 g (= 1 St.)	n
Pastinake	22	33/150 g	n
Petersilienblatt	50	2/3 g (= 1 EL)	n
Petersilienwurzel	40	10/25 g	n
Portulak	26	8/30 g	n
Radieschen	13	1/10 g (= 1 St.)	n
Rettich	13	26/200 g (= 1 St.)	n

Nahrungsmittel	kcal pro 100 g	kcal pro Portion (g bzw. ml)	Trenn-kost Gruppe
Rhabarber	13	7/50 g (=1 Stengel)	n
Römersalat (Römischer Salat)	20	30/150 g	n
Rosenkohl	38	95/250 g	n
Rote Bete	41	62/150 g	n
Rotkohl (Blaukraut)	21	42/200 g	n
Sauerampferblatt	23	2/10 g	n
Sauerkraut	16	32/200 g	n
Schnittlauch	27	1/3 g (= 1 EL)	n
Schwarzwurzel	16	24/150 g	n
Spargel, weiß und grün	18	72/400 g	n
Spinat, Blatt-, frisch	15	23/150 g	n
Spinat, Tiefkühl-Ware	12	18/150 g	n
Squash (Melonenkürbis)	47	47/100 g	n
Süßkartoffel (Batate)	108	194/180 g	KH
Taroknolle	104	187/180 g	KH
Tomate	17	13/75 g (= 1 St.)	n
Topinambur	29	58/200 g	KH
Wegerichblatt	119	36/30 g	n
Weiße Rübe	25	38/150 g	n
Weißkohl (Weißkraut)	22	44/200 g	n
Wirsingkohl	25	63/250 g	n
Yamknolle	101	101/100 g	KH
Zucchino	19	48/250 g	n
Zuckermais (Maiskolben), gedünstet	54	108/200 g	n
Zwiebel	28	20/70 g (= 1 St.)	n

Nahrungsmittel	kcal pro 100 g	kcal pro Portion (g bzw. ml)	Trenn-kost Gruppe
2. Hülsenfrüchte, trocken (–)			
Adzukibohnen	351	105/30 g (trocken)	(–)
Bohnenkerne, weiß	262	79/30 g (trocken)	(–)
Erbsen, grün und gelb	272	82/30 g (trocken)	(–)
Kichererbsen	275	83/30 g (trocken)	(–)
Kidneybohnen	275	83/30 g (trocken)	(–)
Linsen	310	93/30 g (trocken)	(–)
Mungbohnen	292	88/30 g (trocken)	(–)
Sojabohnen	323	97/30 g (trocken)	(–)
Sojamehl	347	52/15 g (= 1 EL)	EW
3. Sprossen, frisch			
Alfalfa (Luzerne)	34	10/30 g	n
Bambussprossen (Bambusschößlinge im Glas)	17	5/30 g	n
Bohnensprossen	37	11/30 g	n
Kichererbsensprossen	153	46/30 g	n
Sojabohnensprossen	49	15/30 g	n
4. Pilze			
Austernpilz	11	11/100 g	n
Birkenpilz	20	20/100 g	n
Butterpilz	12	12/100 g	n
Champignon	15	15/100 g	n
Chines. Pilze (Shiitake), frisch	32	32/100 g	n
Chines. Pilze (Shiitake), getrocknet	324	32/10 g	n
Pfifferling, frisch	11	11/100 g	n

(–) in der Trennkost nicht empfehlenswert

Nahrungsmittel	kcal pro 100 g	kcal pro Portion (g bzw. ml)	Trenn-kost Gruppe
Pfifferling, getrocknet	93	9/10 g	n
Reizker	14	14/100 g	n
Rotkappe	14	14/100 g	n
Steinpilz, frisch	17	17/100 g	n
Steinpilz, getrocknet	124	12/10 g	n
Trüffel	56	28/50 g	n
Samen, Kerne und Nüsse			
Cashewkern	569	57/10 g	n
Erdnuß	571	57/10 g	n (–)
Erdnuß, geröstet	586	59/10 g	n (–)
Ginkgonuß, roh	172	52/30 g	n
Ginkgonuß, gekocht	165	50/30 g	n
Haselnußkern	643	64/10 g	n
Kastanie (Marone)	196	196/100 g	KH
Kokosnußmark	369	74/20 g	n
Kokosnußmilch	9	5/50 ml	n
Kokosraspel	606	61/10 g (= 1 EL)	n
Kürbiskern	570	57/10 g	n
Leinsamen, ungeschält	375	38/10 g	n
Lupinensamen, ungeschält	450	45/10 g	n
Macadamianuß	686	69/10 g	n
Mandelkern	576	58/10 g	n
Mohnsamen (Blaumohn)	481	48/10 g	n
Paranuß	668	67/10 g	n
Pekannuß	702	70/10 g	n
Pinienkern	674	67/10 g	n

Nahrungsmittel	kcal pro 100 g	kcal pro Portion (g bzw. ml)	Trenn-kost Gruppe
Pistazienkern	598	60/10 g	n
Sesamsamen	565	28/5 g	n
Sesamsamen, geröstet	630	32/5 g	n
Sonnenblumenkern, geschält	580	29/5 g	n
Walnußkern	666	67/10 g	n
Wasserkastanie	80	80/100 g	n
Obst und Obsterzeugnisse			
Ananas, frisch	57	75/100 g (=1 Sch.)	EW
Ananassaft, frisch	56	84/150 ml (=1Gl.)	EW
Apfel, ungeschält, roh, säuerlich, saftig	54	81/150 g (= 1 St.)	EW
Apfel, ungeschält, roh, süß, mürbe	54	81/150 g (= 1 St.)	KH
Apfel, getrocknet	264	53/20 g	KH
Apfelsaft	47	94/200 ml (=1Gl.)	EW
Apfelsine (Orange)	44	55/125 g (= 1 St.)	EW
Apfelsinensaft, frisch gepreßt	47	94/200 ml (=1Gl.)	EW
Aprikose	47	18/40 g (= 1 St., entsteint)	EW
Aprikose, getrocknet	240	48/20 g	KH
Avocado	223	556/250 g (= 1 St., entsteint)	n
Banane	94	118/125 g (= 1 St., geschält)	KH
Banane, getrocknet (Chips)	326	33/10 g	KH
Birne	55	69/125 g (= 1 St.)	EW
Birne, getrocknet	213	43/20 g	KH

Nahrungsmittel	kcal pro 100 g	kcal pro Portion (g bzw. ml)	Trenn-kost Gruppe
Boysenbeere	34	34/100 g	EW
Brombeere	44	55/125 g	EW
Brombeersaft	38	57/150 ml (=1 Gl.)	EW
Dattel, getrocknet	273	55/20 g	KH
Erdbeere	33	50/150 g	EW
Feige	60	45/75 g (= 1 St.)	KH
Feige, getrocknet	243	49/20 g	KH
Granatapfelkerne	78	16 /20 g (= 1 EL)	EW
Granatapfelsaft	69	35/50 ml	EW
Grapefruit	43	65/150 g (= 1 St.)	EW
Grapefruitsaft, frisch gepreßt	36	54/150 ml (=1 Gl.)	EW
Guave	38	38/100 g (= 1 St.)	EW
Hagebutte (Fleisch und Schale)	89	89/100 g	EW
Heidelbeere, Wald-	38	38/100 g	n
Heidelbeere, Kultur-	83	83/100 g	EW
Himbeere	32	32/100 g	EW
Holunderbeere, schwarz	54	54/100 g	EW
Holunderbeerensaft, ungesüßt	40	50/125 ml	EW
Honigmelone, Fruchtfleisch	54	162/300 g	EW
Jackfrucht	68	68/100 g	EW
Johannisbeere, rot	33	33/100 g	EW
Johannisbeere, schwarz	39	39/100 g	EW
Johannisbeere, weiß	31	31/100 g	EW
Kakifrucht	71	107/150 g (= 1 St.)	EW
Kapstachelbeere	92	5/5 g (= 1 St.)	EW
Karambole (Sternfrucht)	23	23/100 g (= 1 St.)	EW
Kirsche, Sauer-	50	50/100 g	EW
Kirsche, Süß-	59	74/125 g	EW

Nahrungsmittel	kcal pro 100 g	kcal pro Portion (g bzw. ml)	Trennkost Gruppe
Kiwi	50	35/70 g (= 1 St.)	EW
Korinthe, getrocknet	266	27/10 g	KH
Kumquat (Zwergorange)	65	10/15 g (= 1 St.)	EW
Litschi	73	15/20 g (= 1 St.)	EW
Loganbeere	18	27/150 g	EW
Mandarine	45	18/40 g (= 1 St.)	EW
Mandarinensaft	44	55/125 ml (=1 Gl.)	EW
Mango	56	101/180 g (= 1 St., entsteint)	EW
Maulbeere	39	39/100 g	EW
Mirabelle	67	17/25 g (= 1 St., entsteint)	EW
Nektarine	54	65/120 g (= 1 St., ensteint)	EW
Olive, grün, mariniert	131	4/ca. 3 g (= 1 St., ohne Kern)	n
Olive, schwarz, mariniert	351	11/ca. 3 g (= 1 St., ohne Kern)	n
Papaya	13	39/300 g Fruchtfleisch (= 1 St.)	EW
Passionsfrucht (Maracuja)	63	79/125 g (= 1 St.)	EW
Pfirsich	47	59/125 g (= 1 St., entsteint)	EW
Pflaume (Zwetschge)	51	25/50 g (= 1 St., entsteint)	EW
Pflaume, getrockn. (Backpflaume)	236	47/20 g	KH
Preiselbeere	35	35/100 g	EW
Quitte	38	38/100 g	EW

Nahrungsmittel	kcal pro 100 g	kcal pro Portion (g bzw. ml)	Trenn-kost Gruppe
Reineclaude	59	30/50 g (= 1 St., entsteint)	EW
Rosine, kernlos	276	28/10 g	n
Sanddornbeere	90	90/100 g	EW
Sanddornbeerensaft, ungesüßt	44	22/50 ml	EW
Sanddornbeeren-Vollfruchtpüree, ungesüßt	55	11/20 g (= 1 EL)	EW
Stachelbeere	37	37/100 g	EW
Sultanine	287	29/10 g	KH
Wassermelone	38	114/300 g	EW
Weintraube	73	110/150 g	EW
Weintraube, getrocknet (Rosine)	276	28/10 g	n
Zitrone	36	36/100 g Fruchtfl.	EW
Zitronensaft	26	3/10 ml (= 1 EL)	EW
Getränke			
1. Getränke auf Frucht- und Gemüsebasis			
Apfelsaft, Handelsware	46	92/200 ml (=1Gl.)	EW
Apfelsaft, naturtrüb	48	96/200 ml (=1Gl.)	EW
Apfelsinensaft, frisch gepreßt	39	78/200 ml (=1Gl.)	EW
Apfelsinensaft, Handelsware	43	86/200 ml (=1Gl.)	EW
Grapefruitsaft, Handelsware	41	82/200 ml (=1Gl.)	EW
Johannisbeersaft, schwarz	43	65/150 ml (=1Gl.)	EW
Pflaumensaft	69	86/125 ml (=1Gl.)	EW
Traubensaft, weiß und rot	65	130/200 ml (=1Gl.)	EW
Zitronensaft	26	3/10 g (= 1 EL)	EW

Nahrungsmittel	kcal pro 100 g	kcal pro Portion (g bzw. ml)	Trenn-kost Gruppe
Gemüsesaft, selbst zubereitet	14	28/200 ml (=1Gl.)	n
Gemüsesaft, Handelsware	17	34/200 ml (=1Gl.)	n
Karottensaft, ungesüßt	22	44/200 ml (=1Gl.)	n
Rote-Bete-Saft	35	35/100 ml (=1Gl.)	n
Sauerkrautsaft	12	12/100 ml (=1Gl.)	n
Spinatsaft	9	11/125 ml (=1Gl.)	n
Tomatensaft	14	18/125 ml (=1Gl.)	n
2. Getränke mit Alkohol			
Apfelwein (Cidre), herb	45	90/200 ml (=1Gl.)	EW
Bier, alkoholarm	28	56/200 ml (=1Gl.)	KH
Bier, Helles	47	235/500 ml (=1Gl.)	KH
Bockbier	62	206/330 ml (=1Gl.)	KH
Champagner	83	83/100 ml (=1Gl.)	EW
Cognac	221	44/2 cl (= 1 Glas)	n
Eierlikör	285	57/2 cl (= 1 Glas)	n
Kirschlikör	295	59/2 cl (= 1 Glas)	n
Klarer (Korn), 32% Vol. Alkohol	177	35/2 cl (= 1 Glas)	n
Klarer (Doppelkorn), 38% Vol. Alkohol	210	42/2 cl (= 1 Glas)	n
Obstler, 45% Vol. Alkohol	249	50/2 cl (= 1 Glas)	n
Magenbitter, Kräuterlikör, 50% Vol. Alkohol	277	55/2 cl (= 1 Glas)	n
Rotwein, trocken	69	138/200 ml (=1Gl.)	EW
Sekt, trocken	75	75/100 ml (=1Gl.)	EW
Sekt, Piccoloflasche	75	150/200 ml (= 1 Fl.)	EW

Nahrungsmittel	kcal pro 100 g	kcal pro Portion (g bzw. ml)	Trenn-kost Gruppe
Sherry, trocken	110	55/5 cl (= 1 Glas)	EW
Weinbrand	218	44/2 cl (= 1 Glas)	n
Weißwein, trocken	69	138/200 ml (=1Gl.)	EW
Weizenbier	46	230/500 ml (=1Gl.)	KH
Whisky	238	48/2 cl (= 1 Glas)	n
Wodka	222	44/2 cl (= 1 Glas)	n
Zwetschgenwasser	221	44/2 cl (= 1 Glas)	n
Süßungsmittel			
Ahornsirup	270	14/15 g (= 1 EL)	KH
Apfeldicksaft (Apfelkraut)	262	39/15 g (= 1 EL)	KH
Birnendicksaft (Birnenkraut)	278	42/15 g (= 1 EL)	KH
Frutilose	290	44/15 g (= 1 EL)	KH
Honig i. D.	325	65/20 g (= 1 EL)	KH
Zucker, weiß und braun	410	41/10 g (= 1 EL)	KH
Zuckerrübensirup (Rübenkraut)	268	54/20 g (= 1 EL)	KH

Zeichenerklärung:

EW = Eiweiß KH = Kohlenhydrat n = neutral i. D. = im Durchschnitt
F. i. T. = Fett in der Trockenmasse
(–) = nach den Hayschen Trennkost-Regeln nicht empfehlenswert
EL = Eßlöffel TL = Teelöffel Fl. = Flasche Gl. = Glas Sch. = Scheibe St. = Stück

Bitte beachten Sie: Da die Kalorienwerte sortenabhängig sind, sind Abweichungen von den angegebenen Richtzahlen möglich.

Kombinationstabelle

So stellen Sie Ihre Mahlzeiten richtig zusammen: Wichtige Nahrungsmittel und wie sie sich trennkostgerecht kombinieren lassen.

Nahrungsmittel	Trennkost (TK) Gruppe	Kombinierbar mit	TK-Gruppe nach Kombination
1. Milch und Milchprodukte			
Fettarme Milch	EW	gegartem Fleisch, Wurst, gekochtem Schinken, gegartem Fisch, Eiern	EW
		Früchten der EW-Gruppe wie Erdbeeren, Himbeeren, säuerlichen Äpfeln, Zitrusfrüchten, Fruchtsäften	EW
		Gemüse (außer Kartoffeln, Süßkartoffeln, Topinambur), Salat, Sprossen, Pilzen, Kräutern, Nüssen (außer Eßkastanien)	EW
		rohem und roh geräuchertem Fleisch, roh geräuchertem Fisch, Kaviar, Salami	EW
		Käse aller Fettstufen, Frischkäse	EW
		Fetten, Ölen, Mayonnaise, Sahne	EW
Vollmilch, Sahne, Joghurt, Dickmilch, andere Sauermilchprodukte (Kefir, Buttermilch, Crème fraîche, Sauerrahm etc.)	n	Früchten der EW-Gruppe wie Erdbeeren, Himbeeren, Zitrusfrüchten, säuerlichen, saftigen Äpfeln, Fruchtsäften	EW

Nahrungsmittel	Trennkost TK-Gruppe	Kombinierbar mit	TK-Gruppe nach Kombination
Vollmilch, Sahne, Joghurt, Dickmilch, andere Sauermilchprodukte (Kefir, Buttermilch, Crème fraîche, Sauerrahm etc.)	n	Bananen, mürben, süßen Äpfeln, Feigen, Datteln, Trockenobst (außer Rosinen)	KH
		Heidelbeeren, Rosinen	n
		Haferflocken, Müsli, Getreide, Getreideprodukten (Mehl etc.), Reis, Brot	KH
		Kartoffeln, Kartoffelgerichten, Nudeln, Nudelgerichten	KH
		Zitronensaft oder Essig	EW
		Kräutern, Gemüse (außer Kartoffeln, Süßkartoffeln, Topinambur), Salat, Pilzen, Sprossen, Gemüsesäften, Nüssen (außer Eßkastanien), Frischkäse, gereifter Käse ab 45 % F.i.T.	n
		gegartem Fleisch, gekochtem Schinken, Wurst, gegartem Fisch, Eiern, Käse bis 45 % F.i.T.	EW

2. Käse

alle Frischkäsesorten (Quark in allen Fettstufen, körniger Frischkäse, Mascarpone, Schichtkäse, Rahm- und Doppelrahmfrischkäse etc.)	n	Früchten der EW-Gruppe wie Erdbeeren, Himbeeren, Pfirsich, Zitrusfrüchten, säuerlichen Äpfeln etc., Fruchtsäften	EW
		Bananen, mürben, süßen Äpfeln, Feigen, Datteln, Trockenobst (außer Rosinen)	KH

Nahrungsmittel	Trennkost TK-Gruppe	Kombinierbar mit	TK-Gruppe nach Kombination
alle Frischkäsesorten (Quark in allen Fettstufen, körniger Frischkäse, Mascarpone, Schichtkäse, Rahm- und Doppelrahmfrischkäse etc.)	n	Heidelbeeren, Rosinen, Samen, Kernen und Nüssen (außer Eßkastanien), Vollmilch, Fetten und Ölen, Oliven	n
		Gemüse (außer Kartoffeln, Süßkartoffeln und Topinambur), Salat, Sprossen, Pilzen und Kräutern, Gemüsesäften, roh geräuchertem Fleisch und Fisch, rohem Schinken, Eigelb	n
		Kartoffeln, Süßkartoffeln, Topinambur, Eßkastanien	KH
		Wurst, gekochtem Schinken, gegartem Fleisch, gegartem Fisch, Eiern, fettarmer Milch	EW
alle gereiften Käsesorten bis 45 % F. i.T. (z. B. Edamer, Emmentaler, Gouda, Butterkäse, Tilsiter, Havarti, Romadur, Harzer, Münster etc.)	EW	Wurst, gekochtem Schinken, gegartem Fleisch, gegartem Fisch, Eiern, Milch	EW
		Früchten der EW-Gruppe (Beeren, Weintrauben, Birnen, säuerliche Äpfel), Fruchtsäften	EW
		Fetten, Ölen, Mayonnaise, Sahne, gesäuerten Milchprodukten, Samen, Kernen und Nüssen (außer Eßkastanien)	EW
		Gemüse (außer Kartoffeln, Süßkartoffeln und Topinambur), Salat, Sprossen, Kräutern, Oliven, Pilzen, Gemüsesäften	EW

Nahrungsmittel	Trennkost TK-Gruppe	Kombinierbar mit	TK-Gruppe nach Kombination
alle gereiften Käsesorten bis 45% F. i. T. (z. B. Edamer, Emmentaler, Gouda, Butterkäse, Tilsiter, Havarti, Romadur, Harzer, Münster)	EW	allen Käsesorten ab 50 % F. i. T. und allen Frischkäsesorten	EW
alle gereiften Käsesorten ab 50% F. i. T. (Butterkäse, Gouda, Romadur mit 60% F. i. T., Edelpilzkäse etc.)	n	Brot, Brötchen, Reis, Getreideprodukten wie Mehl, Grieß, Nudeln	KH
		Kartoffeln, Kartoffelgerichten (Rösti, Pommes frites, Folien- und Röstkartoffeln etc.), Süßkartoffeln, Topinambur, Eßkastanien	KH
		Früchten der EW-Gruppe (Weintrauben, Birnen, Himbeeren, Melone, säuerliche, saftige Äpfel etc.), Fruchtsäften	EW
		Feigen, Datteln, Bananen, süßen, mürben Äpfeln, Trockenobst (außer Rosinen)	KH
		Gemüse (außer Kartoffeln, Süßkartoffeln und Topinambur), Salat, Sprossen, Kräutern, Pilzen, Oliven, Gemüsesäften, Samen, Kernen und Nüssen (außer Eßkastanien)	n

Nahrungsmittel	Trenn-kost TK-Gruppe	Kombinierbar mit	TK-Gruppe nach Kombination
alle gereiften Käsesorten ab 50% F. i. T. (Butterkäse, Gouda, Romadur mit 60% F. i. T., Edelpilzkäse etc.)	n	gegartem Fleisch, Wurst, gekochtem Schinken, gegartem Fisch, Eiern, Milch, gereiftem Käse unter 50 % F.i.T.	EW
		rohem Schinken, Bündner Fleisch, Salami, roh geräuchertem Fisch, Eigelb	n
		Sahne, Sauermilchprodukten, Fetten und Ölen, allen Frischkäsesorten, Vollmilch	n

3. Fette und Öle

Nahrungsmittel	Trenn-kost TK-Gruppe	Kombinierbar mit	TK-Gruppe nach Kombination
Tierische Fette (Butter, Butterschmalz, Schweineschmalz, Gänseschmalz)	n	Eiern, gegartem Fleisch, Wurst, gegartem Fisch, gegarten Meeresfrüchten	EW
		rohem Schinken, Bündner Fleisch, Salami, roh geräuchertem Fisch, Eigelb	n
		Gemüse (außer Kartoffeln, Süßkartoffeln und Topinambur), Salat, Sprossen, Pilzen, Kräutern, Samen, Kernen und Nüssen (außer Eßkastanien)	n
		Brot, Getreideprodukten wie Mehl und Grieß, Nudeln, Reis, Kartoffeln, Süßkartoffeln, Topinambur, Eßkastanien	KH

Nahrungsmittel	Trennkost TK-Gruppe	Kombinierbar mit	TK-Gruppe nach Kombination
Tierische Fette (Butter, Butterschmalz, Schweineschmalz, Gänseschmalz)	n	Vollmilch, gesäuerten Milchprodukten, Frischkäse, Eigelb, gereiftem Käse über 50 % F.i.T., Sahne	n
		fettarmer Milch und gereiftem Käse bis 45 % F.i.T.	EW
Pflanzliche Fette (Margarine, Plattenfette) und Öle	n	Brot, Getreideprodukten, Nudeln, Reis, Kartoffeln, Süßkartoffeln, Topinambur, Eßkastanien	KH
		gegartem Fleisch, Wurst, gekochtem Schinken, gegartem Fisch, Eiern, fettarmer Milch	EW
		rohem Schinken, Bündner Fleisch, roh geräuchertem Fleisch und roh geräuchertem Fisch	n
		Gemüse (außer Kartoffeln, Süßkartoffeln, Topinambur), Salat, Pilzen, Sprossen, Kräutern, Samen, Kernen und Nüssen (außer Eßkastanien)	n
		gesäuerten Milchprodukten und Frischkäse	n
		gereiftem Käse bis 45 % F.i.T.	EW
		gereiftem Käse ab 50 % F.i.T.	n
		Früchten der EW-Gruppe	EW
		Früchten der KH-Gruppe (Bananen, Feigen, Datteln, Trockenobst)	KH
		Heidelbeeren, Rosinen, Oliven	n

Nahrungsmittel	Trennkost TK-Gruppe	Kombinierbar mit	TK-Gruppe nach Kombination
4. Eier (gegart) und Eiprodukte			
Vollei (Eiweiß und Eigelb)	EW	gegartem Fleisch, Fisch und Meeresfrüchten, Käse, Frischkäse, allen Milchprodukten, Früchten der EW-Gruppe, Gemüse (außer Kartoffeln, Süßkartoffeln und Topinambur), Sprossen, Pilzen, Kräutern	EW
Eigelb	n	fettarmer Milch, Käse bis 45 % F. i. T., gegartem Fleisch, Wurst, gegartem Fisch und Meeresfrüchten, Früchten der EW-Gruppe	EW
		Vollmilch, Sauermilchprodukten, Sahne, Mayonnaise, Fetten, Ölen, Käse ab 50 % F. i. T., allen Frischkäsesorten, rohem und roh geräuchertem Fleisch, rohem Schinken, Salami, roh geräuchertem Fisch, Gemüse (außer Kartoffeln, Süßkartoffeln und Topinambur), Salat, Sprossen, Pilzen und Kräutern, Oliven, Samen, Kernen und Nüssen (außer Eßkastanien), Heidelbeeren, Rosinen	n
		Mehl, Getreideprodukten, Nudeln, Reis, Kartoffeln, Süßkartoffeln, Topinambur, Eßkastanien, Honig, Rohzucker, Frutilose, Sirup	KH

Nahrungsmittel	Trennkost TK-Gruppe	Kombinierbar mit	TK-Gruppe nach Kombination
Eiweiß (Eiklar)	EW	Milch, gegartem und rohem oder roh geräuchertem Fleisch und Fisch, Wurst, gekochtem Schinken, Käse und Frischkäse, Gemüse (außer Kartoffeln, Süßkartoffeln, Topinambur), Salat, Sprossen, Pilzen, Kräutern, Früchten der EW- und der neutralen Gruppe, Fetten und Ölen, Sahne, Mayonnaise, Samen, Kernen, Nüssen (außer Eßkastanien), Eigelb	EW
Mayonnaise (selbstgemacht) und Remoulade	n	gegartem Fleisch, Wurst, gekochtem Schinken, gegartem Fisch, Käse bis 45% F.i.T., Eiern, fettarmer Milch	EW
		rohem Schinken, Salami, geräuchertem Fisch, mariniertem rohem Fisch und Fleisch, Eigelb	n
		Früchten der EW-Gruppe (säuerlichen Äpfeln, Zitrusfrüchten, exotischen Früchten)	EW
		Gemüse (außer Kartoffeln, Süßkartoffeln und Topinambur), Pilzen, Sprossen, Kräutern	n
		Frischkäse, gereiftem Käse ab 50 % F.i.T., Vollmilch, Sahne	n
		Getreideprodukten (Brot, Nudeln), Reis, Kartoffeln, Topinambur, Eßkastanien	KH

Nahrungsmittel	Trennkost TK-Gruppe	Kombinierbar mit	TK-Gruppe nach Kombination
Mayonnaise (selbstgemacht) und Remoulade	n	Früchten der KH-Gruppe (Bananen, süße Äpfel etc.)	KH
		Samen, Kernen, Nüssen (außer Eßkastanien), neutralen Früchten	n

5. Fleisch und Fleischwaren, Wurst

Nahrungsmittel	Trennkost TK-Gruppe	Kombinierbar mit	TK-Gruppe nach Kombination
Fleisch, unpaniert, gegart (gebraten, gegrillt, gedünstet, fritiert oder gekocht)	EW	Gemüse (außer Kartoffeln, Süßkartoffeln, Topinambur), Salat, Pilzen, Sprossen, Kräutern, Samen, Kernen und Nüssen (außer Eßkastanien)	EW
		Frischkäse und gereiftem Käse, Eiern, Milch, gesäuerten Milchprodukten, Früchten der EW- und neutralen Gruppe, gekochtem und rohem Schinken, Eigelb	EW
Fleisch, roh (Tatar, Mett Carpaccio) und Fleischwaren, roh geräuchert (roher Schinken, Salami, Bündner Fleisch)	n	Brot, Nudeln, Reis, Kartoffeln	KH
		Gemüse (außer Kartoffeln, Süßkartoffeln, Topinambur), Salat, Pilzen, Oliven, Sprossen, Kräutern, Käse ab 50 % F.i.T., Frischkäse, Mayonnaise, Vollmilch, Sauermilchprodukten, Fetten, Ölen, Eigelb	n
		Eiern, fettarmer Milch, Käse bis 45 % F.i.T., gegartem Fleisch und Fisch, Wurst, gekochtem Schinken, Früchten der EW-Gruppe	EW

Nahrungsmittel	Trennkost TK-Gruppe	Kombinierbar mit	TK-Gruppe nach Kombination
Wurst (Brüh- und Kochwurstsorten), gekochter Schinken, Bratenaufschnitt	EW	Milch, Eiern, Eigelb, Käse (alle Fettstufen), Gemüse, (außer Kartoffeln, Süßkartoffeln, Topinambur), Salat, Pilzen, Sprossen, Kräutern, Früchten der EW-Gruppe und der neutralen Gruppe	EW
Rohwurst (Salami, Cabanossi, Polnische, Landjäger)	n	allen Gerichten	je nach Gericht EW, KH oder n

6. Fisch und Fischwaren

Nahrungsmittel	Trennkost TK-Gruppe	Kombinierbar mit	TK-Gruppe nach Kombination
Fisch, unpaniert, gegart (gebraten, gegrillt, gedünstet, fritiert oder gekocht)	EW	Gemüse (außer Kartoffeln, Süßkartoffeln und Topinambur), Salat, Pilzen, Sprossen, Kräutern, Eiern, Eigelb, Milch, Fetten und Ölen, allen Käsesorten	EW
Fisch, roh geräuchert (Bückling, Lachs, Heilbutt, Forelle, Makrele etc.)	n	allen Gerichten	je nach Gericht EW, KH oder n
		Brot und Butter, Kartoffeln	KH
		Früchten der EW-Gruppe, gekochtem Ei und Remoulade	EW

Nahrungsmittel	Trennkost TK-Gruppe	Kombinierbar mit	TK-Gruppe nach Kombination
Fisch, roh geräuchert (Bückling, Lachs, Heilbutt, Forelle, Makrele etc.)	n	Gemüse (außer Kartoffeln, Süßkartoffeln und Topinambur), Salat, Pilzen, Oliven, Kräutern, Sprossen, Remoulade oder Sauerrahm etc.	n
Fisch, roh, mariniert (Matjes, Salzhering, Bismarckhering, gebeizter Lachs, Sherryhering, gebeizte Forelle etc.)	n	Brot, Kartoffeln, Reis, Nudeln, Eßkastanien	KH
		Fetten, Sauerrahmsauce, Remoulade, Gemüse (außer Kartoffeln, Süßkartoffeln, Topinambur), Salat, Pilzen, Oliven, Sprossen, Kräutern, Samen, Kernen und Nüssen (außer Eßkastanien)	n
		Früchten der EW-Gruppe (Ananas, Zitrusfrüchten, säuerlichen Äpfeln etc.), Eiern, fettarmer Milch	EW
Meeresfrüchte, unpaniert, gegart (Shrimps, Scampi, Gambas, Hummer, Muscheln, Oliven etc.)	EW	Früchten der EW-Gruppe (Ananas, Zitrusfrüchten, säuerlichen Äpfeln etc.), Milch, Eiern, Käse aller Fettstufen, Sauermilchprodukten, Mayonnaise	EW
		Gemüse (außer Kartoffeln, Süßkartoffeln und Topinambur), Salat, Pilzen, Oliven, Sprossen, Kräutern, Sauermilchprodukten, Käse, Mayonnaise, Samen, Kernen und Nüssen (außer Eßkastanien)	EW

Nahrungsmittel	Trenn-kost TK-Gruppe	Kombinierbar mit	TK-Gruppe nach Kombination
7. Getreide, Mahlprodukte, Brot und Teigwaren			
Getreidekörner, Getreideflocken, Müsli, Reis, Grieß, Mehl, Nudeln, Brot	KH	gesäuerten Milchprodukten (Buttermilch, Kefir, Joghurt, Dickmilch, Sauerrahm)	KH
		Bananen, Heidelbeeren, Rosinen	KH
		Gemüse, Salat, Pilzen, Oliven, Sprossen und Kräutern	KH
		Fetten, Ölen, Mayonnaise, Sahne, Frischkäse, gereiftem Käse ab 50 % F.i.T., Vollmilch, Eigelb	KH
		rohem Fleisch, roh geräuchertem Fleisch und roh geräuchertem Fisch, rohem Schinken	KH
		Honig, Ahornsirup, Obstdicksaft	KH
		Gemüsebrühe	KH
8. Samen, Kerne und Nüsse			
alle Samen, Kerne und Nüsse außer Eßkastanien (z. B. Haselnußkerne, Mandeln, Kokosraspeln, Pinienkerne, Sonnenblumenkerne, Pistazien, Pekannüsse, Sesam, Leinsamen, Mohn)	n	allen Gerichten	je nach Gericht EW, KH oder n

Nahrungsmittel	Trennkost TK-Gruppe	Kombinierbar mit	TK-Gruppe nach Kombination
9. Gemüse, Salat, Pilze, Kräuter und Sprossen			
Kartoffeln, Süßkartoffeln, Topinambur	KH	Gemüse, Salat, Pilzen, Oliven Sprossen und Kräutern, Samen, Kernen und Nüssen	KH
		Früchten der KH-Gruppe (süße Äpfel, Bananen, Trockenobst)	KH
		gesäuerten Milchprodukten, Sahne, Fetten, Ölen, Mayonnaise, Frischkäse, Käse ab 50 % F.i.T., Vollmilch, Eigelb	KH
		Getreideprodukten (Brot, Grieß, Nudeln, Reis)	KH
		rohem Schinken, rohem Fleisch, roh geräuchertem Fleisch und Fisch, roh mariniertem Fleisch	KH
Gemüse (außer Kartoffeln, Süßkartoffeln, Topinambur), Salat, Pilze, Sprossen, Kräuter	n	Fetten, Ölen, Sahne, Mayonnaise, gesäuerten Milchprodukten, allen Frischkäsesorten, gereiftem Käse ab 50% F.i.T., Samen, Kernen und Nüssen (außer Eßkastanien), Vollmilch, Eigelb	n
		fettarmer Milch, Käse bis 45 % F.i.T.	EW
		rohem Schinken, Bündner Fleisch, Salami, rohem Fleisch (z. B. Carpaccio, Tatar), roh geräuchertem Fleisch und roh geräuchertem Fisch	n

Nahrungsmittel	Trennkost TK-Gruppe	Kombinierbar mit	TK-Gruppe nach Kombination
Gemüse (außer Kartoffeln, Süßkartoffeln, Topinambur), Salat, Pilze, Sprossen, Kräuter	n	Kartoffeln, Süßkartoffeln, Topinambur, Eßkastanien, Getreideprodukten (z. B. Mehl, Brot, Nudeln, eifreier Teig etc.), Reis	KH
		Früchten der EW-Gruppe	EW
		gegartem Fleisch und Fisch, Wurst, gekochtem Schinken, Eiern	EW
		Bananen, mürben, süßen Äpfeln, Trockenfrüchten (außer Rosinen, die sind neutral), Feigen, Datteln	KH
		Rosinen, Heidelbeeren, Oliven	n

10. Obst

Nahrungsmittel	Trennkost TK-Gruppe	Kombinierbar mit	TK-Gruppe nach Kombination
Früchte wie Beeren (außer Heidelbeeren), säuerliche, saftige Äpfel, Pfirsiche, Zitrusfrüchte, Exoten (außer Bananen, Feigen, Datteln)	EW	Gemüse (außer Kartoffeln, Süßkartoffeln, Topinambur), Salat, Pilzen, Oliven, Sprossen und Kräutern	EW
		gegartem Fleisch und Fisch, Wurst, gekochtem Schinken, Eiern, Milch	EW
		rohem Fleisch, rohem Schinken, roh geräuchertem Fleisch und Fisch, Kaviar, Frischkäse und gereiftem Käse ab 50 % F.i.T., gesäuerten Milchprodukten, Eigelb	EW

Nahrungsmittel	Trennkost TK-Gruppe	Kombinierbar mit	TK-Gruppe nach Kombination
Bananen, mürbe süße Äpfel, Datteln, Feigen, Trockenobst (außer Rosinen)	KH	Getreideprodukten (Müsli, Brot, Nudeln, Reis, Grieß)	KH
		gesäuerten Milchprodukten, Frischkäse, Sahne, Käse ab 50 % F.i.T., Vollmilch, Eigelb	KH
		Gemüse, Salat, Pilzen, Oliven, Sprossen, Kräutern, Fetten, Ölen	KH
Heidelbeeren, Rosinen	n	mit allen Gerichten	je nach Gericht
11. Getränke			
Weiß- und Rotwein	EW	Fleisch-, Fisch-, Eiergerichten, Käse, Früchten der EW- oder der neutralen Gruppe, Gemüse und Salat, Pilzen	EW
Sekt, Champagner	EW	Fleisch-, Fisch-, Eiergerichten, Käse, Früchten der EW- oder der neutralen Gruppe, Gemüse und Salat, Pilzen	EW
Fruchtsaft	EW	Fleisch-, Fisch-, Eiergerichten, Käse, Früchten der EW- oder der neutralen Gruppe, Gemüse, Salat, Pilzen	EW
Gemüsesaft, Mineralwasser, Kräutertee, Mate-Tee	n	allen Gerichten	je nach Gericht

Nahrungsmittel	Trennkost TK-Gruppe	Kombinierbar mit	TK-Gruppe nach Kombination
Bier	KH	Nudeln, Reis, Kartoffeln, Süßkartoffeln, Topinambur, Getreideprodukten	KH
		gesäuerten Milchprodukten, Käse ab 50 % F.i.T., Frischkäse	KH
		Gemüse, Pilzen, Sprossen, Kräutern	KH
Spirituosen (Schnäpse wie Obstler, Korn, Brände, Kirschwasser, Cognac etc.)	n	allen Gerichten	je nach Gericht EW, KH oder n
Cola, Limonade	werden in der Trennkost abgelehnt		
Fettarme Milch	EW	Fleisch, Fisch, geräucherten Fleisch- und Fischwaren, Eiern, Früchten der EW-Gruppe, neutralem Gemüse, Pilzen, Kräutern, Frischkäse und Käse	EW
Vollmilch, Buttermilch, Kefir, Sauermilch	n	allen Gerichten	je nach Gericht

Gruppe: EW = Eiweiß KH = Kohlenhydrat n = neutral

Auswärts essen nach den Regeln der Trennkost

In Restaurants und Fast-Food-Ketten wird natürlich nicht nach den Regeln der Trennkost gekocht. Dennoch können Sie auch auswärts trennkostgerecht essen. Wer allerdings sehr oft in Restaurants ißt, sollte bereit sein, ein paar Kompromisse einzugehen, insbesondere bei Schweinefleisch, Schinken, Eiern, essighaltigen Marinaden sowie in Essig eingelegtem Gemüse (z. B. Gewürzgurken). Auf diese Produkte immer ganz zu verzichten, ist schwierig, wenn man nicht zu Hause kochen und essen kann.

Beachten Sie im Restaurant diese zwei Regeln:

- Kleine Fleischportionen mit reichlich Gemüse und Salat kombinieren, die Nudel- oder Kartoffelbeilage aber weglassen.
- Nudel- und Kartoffel- oder Reisgerichte mit viel Gemüse oder Salat essen, dazu aber kein Fleisch, keinen Fisch und keine Eier.

Wie die Tabelle zu lesen ist

In der ersten Spalte sind bekannte Restaurantgerichte aufgelistet. Die zweite Spalte gibt an, ob das Gericht in die Trennkost paßt. Wenn nicht, steht die Begründung dabei und in der Spalte daneben eine Alternative und Vorschläge für Rezeptvarianten, die die Trennkost erlaubt. Anschließend folgt eine Beilagenempfehlung. Danach richtet sich auch der Getränkevorschlag – und alles zusammen ergibt die Gruppenzugehörigkeit nach den Hayschen Regeln. Ein Beispiel: Wenn Sie Tsatsiki (neutral) bestellen möchten, können Sie dazu Brot (KH) essen und Wasser, Gemüsesaft (beide neutral) oder Bier (KH) trinken. Die komplette Vorspeise wird dann zu den Kohlenhydraten gerechnet. Möchten Sie nach dieser Vorspeise noch etwas essen, sollten Sie bei den Kohlenhydraten bleiben. Gleiches gilt für das Dessert.

Tabelle: Restaurant- und Fast-Food-Gerichte

Gericht	TK-geeignet?	Alternative
1. Salate		
Avocadosalat	ja	
Avocadosalat	ja	
Bauernsalat (Gemüse, Feta) mit Essig-Öl-Dressing	ja	Zitronensaft-Öl-Dressing
Blattsalate mit Essig-Öl-Dressing	ja	Zitronen-Öl-Dressing
Blattsalate mit Joghurt-dressing	ja	Sahne- oder Crème fraîche-Dressing
Chefsalat mit Schinken und Käse	ja	
Chines. Geflügelsalat mit Sprossen	ja	
Chines. Sojasprossensalat	ja	gemischter Salat
Gemischter Salat mit Essig-Öl-Dressing (Blattsalate, Rohkost)	ja	Zitronensaft-Öl-Dressing
Gemischter Salat mit Joghurt-dressing (Blattsalate, Rohkost)	ja	leichtes Mayonnaise-Dressing
Gurkensalat mit Joghurt-dressing	ja	Sahne- oder Crème fraîche-Dressing
Gurkensalat mit Sahne-dressing	ja	Joghurtdressing
Heringsalat mit Zwiebeln und säuerlichen Äpfeln	ja	
Heringsalat mit Rote Bete und Sauerrahmdressing	ja	statt Rote Bete Gemüse wie Sellerie, Gurke

EW = Eiweißgruppe KH = Kohlenhydratgruppe n = neutral = Wasser

angegeben sind Trennkost(TK)-Eignung, Alternativen, trennkostgerechte Kombinationsmöglichkeiten und Getränkeempfehlung

Kombinierbar mit	Getränkeempfehlung	TK-Gruppe
Fladenbrot, Baguette, Tortillas mit Pilzen oder / und Gemüse	Flasche, Gemüsesaft, Bier	KH
gegrilltem Fleisch oder Fisch	Flasche, Gemüsesaft, Fruchtsaft, Wein	EW
Fladen- oder Pizzabrot, Baguette	Flasche, Gemüsesaft, Bier	KH
gekochtem Ei, Lachsstreifen	Flasche, Gemüsesaft, Fruchtsaft, Wein	EW
Croûtons, Baguette	Flasche, Gemüsesaft, Bier	KH
	Flasche, Gemüsesaft, Fruchtsaft, Wein	EW
gebratenen Pilzen	Flasche, Gemüsesaft, Fruchtsaft, Wein	EW
Reis, gebratenen Pilzen, Frühlingsrolle, Brot	Flasche, Gemüsesaft, Bier	KH
gekochtem Ei, Hähnchenfleisch, Thunfisch	Flasche, Gemüsesaft, Fruchtsaft, Wein	EW
	Flasche, Gemüsesaft	n
	Flasche, Gemüsesaft	n
Baguette, Fladen- oder Pizzabrot, Toast	Flasche, Gemüsesaft, Bier	KH
Blattsalat wie Feldsalat, Endivien etc.	Flasche, Gemüsesaft, Wein	EW
Brot und Brötchen, Pellkartoffeln	Flasche, Gemüsesaft, Bier	KH

= Gemüsesaft = Fruchtsaft = Bier = Wein, Sherry = Kaffee, Tee

Gericht	TK-geeignet?	Alternative
Hirtensalat	ja	
Hirtensalat	ja	
Hummerkrabbensalat	ja	Meeresfrüchtesalat
Kartoffelsalat mit Ei und Gurke	nein, Ei ist EW	statt Ei Radieschen, Mais etc.
Kartoffelsalat mit Zwiebeln und Speck	ja	statt Speck mürbe Äpfel
Krabbensalat mit Früchten und Mayonnaisedressing	ja	statt Mayonnaisedressing leichte Cocktailsauce
Mexicosalat mit roten Bohnen und Mais	nein, Hülsenfrüchte werden abgelehnt	statt roten Bohnen Zucchini- und Paprikastreifen
Mexicosalat mit roten Bohnen und Mais	nein, Hülsenfrüchte werden abgelehnt	statt roten Bohnen Zucchini- und Paprikastreifen
Nizzasalat (mit Thunfisch und Ei) u. Essig-Öl-Dressing	ja	Zitronensaft-Öl-Dressing
Nudelsalat mit Gemüse und Mayonnaisedressing	ja	statt Mayonnaisedressing leicht. Sauerrahmdressing
Nudelsalat mit Wurst oder gekochtem Schinken und Ei	nein, Nudeln sind KH, Wurst, gek. Schinken, Ei sind EW	statt Wurst Schinken und Ei, Gemüse wie Mais, Paprika, Gurke, Karotten etc.
Tintenfischsalat mit Zwiebeln und Essig-Öl-Dressing	ja	Meeresfrüchtesalat
Tomatensalat mit Joghurtdressing	ja	leichtes Sahnedressing
Tomatensalat mit Joghurtdressing	ja	leichtes Sahnedressing

EW = Eiweißgruppe KH = Kohlenhydratgruppe n = neutral = Wasser

Kombinierbar mit	Getränkeempfehlung	TK-Gruppe
Fladenbrot	[Flasche] [Gemüsesaft] [Bier]	KH
keine Beilage	[Flasche] [Gemüsesaft]	n
Blattsalat	[Flasche] [Gemüsesaft] [Fruchtsaft] [Wein, Sherry]	EW
anderen Salatsorten /als Platte	[Flasche] [Gemüsesaft] [Bier]	KH
anderen Salatsorten	[Flasche] [Gemüsesaft] [Bier]	KH
Blattsalat	[Flasche] [Wein, Sherry]	EW
Fladenbrot, Folienkartoffel mit saurer Sahne	[Flasche] [Gemüsesaft] [Bier]	KH
gegrilltem Steak	[Flasche] [Gemüsesaft] [Fruchtsaft] [Wein, Sherry]	EW
gekochtem Schinken	[Flasche] [Gemüsesaft] [Fruchtsaft] [Wein, Sherry]	EW
Baguette, Toastbrot, Brötchen	[Flasche] [Gemüsesaft] [Bier]	KH
Baguette, Toastbrot, Brötchen	[Flasche] [Gemüsesaft] [Bier]	KH
Blattsalaten wie Feldsalat, Kopfsalat, Rauke, mit Oliven	[Flasche] [Gemüsesaft] [Fruchtsaft] [Wein, Sherry]	EW
Oliven, Schafkäse, Mozzarella	[Flasche] [Gemüsesaft]	n
Fladen- oder Pizzabrot, Baguette	[Flasche] [Gemüsesaft] [Bier]	KH

= Gemüsesaft = Fruchtsaft = Bier = Wein, Sherry = Kaffee, Tee

Gericht	TK-geeignet?	Alternative
Weißkrautsalat mit Essig-Öl-Dressing	ja	
Wurstsalat mit Essig-Öl-Dressing	ja	statt Essig-Öl-Dressing leicht. Mayonnaisedressing
2. Kalte Vorspeisen, kleine Gerichte und Party-Snacks		
Chinesische Frühlingsrolle mit Gemüse-Sprossen-Füllung	ja	Frühlingsrolle mit Pilzfüllung
Fritierte Champignons in Bierteig (ohne Ei)	ja	Fritierte Austernpilze oder Pfifferlinge in Bierteig
Fritiertes Gemüse oder Pilze, unpaniert	ja	Blatt- oder gemischter Salat
Fritiertes Gemüse oder Pilze, unpaniert	ja	
Frühlingsrolle mit Hähnchenfüllung	nein, Fleisch ist EW	Frühlingsrolle mit Pilzfüllung
Gebackener Schafkäse, paniert	nein, Semmelbrösel sind KH, Ei ist EW	Schafkäse mit Tomaten und Oliven
Gefüllte Tomaten (Gemüse, Sprossen, Pilze, Frischkäse)	ja	Gefüllte Paprikaschoten oder Gurkenstücke oder Champignons
Gefüllte Tomaten (Füllung aus Gemüse, Sprossen, Pilzen, Frischkäse)	ja	Gefüllte Paprikaschoten oder Gurkenstücke oder Champignons
Gekochtes Ei in Frankfurter Sauce	ja	
Geröstetes Knoblauchbrot	ja	
Griechischer Vorspeisenteller mit Meeresfrüchten, Schafkäse, Salat und Oliven	ja	

EW = Eiweißgruppe KH = Kohlenhydratgruppe n = neutral = Wasse

Kombinierbar mit	Getränkeempfehlung	TK-Gruppe
kross gebratenen Schinkenwürfeln	Flasche, Gemüsesaft, Fruchtsaft, Wein	EW
Blatt- und Rohkostsalat	Flasche, Gemüsesaft, Fruchtsaft, Wein	EW
Crème fraîche mit Kräutern	Flasche, Gemüsesaft, Bier	KH
Blattsalat, Baguette	Flasche, Gemüsesaft, Bier	KH
	Flasche, Gemüsesaft	n
Blatt- oder gemischtem Salat mit Ei	Flasche, Gemüsesaft, Fruchtsaft, Wein	EW
Crème fraîche mit Kräutern	Flasche, Gemüsesaft, Bier	KH
Fladenbrot (Pita)	Flasche, Gemüsesaft, Bier	KH
Blattsalat	Flasche, Gemüsesaft	n
Baguette	Flasche, Gemüsesaft, Bier	KH
Blattsalat	Flasche, Gemüsesaft, Fruchtsaft, Wein	EW
Tsatsiki oder Tomatensalat	Flasche, Gemüsesaft, Bier	KH
keine Beilage	Flasche, Gemüsesaft, Fruchtsaft, Wein	EW

= Gemüsesaft = Fruchtsaft = Bier = Wein, Sherry = Kaffee, Tee

Gericht	TK-geeignet?	Alternative
Heringstöpfchen mit Butter und Brot	ja	
Hummer-Chips (Krupuk, fritierte Hummerscheiben)	ja	
Joghurt mit Gurke (Cacik)	ja	
Königinpastetchen mit Wild-Ragout fin und Champignons	nein, Teig KH, Fleisch EW	Krabbencocktail
Mariniertes Gemüse	ja	
Mariniertes Rinderfilet (Carpaccio)	ja	
Matjes in Sahnesauce mit Zwiebeln	ja	
Obatzda (aus Rahm-camembert)	ja	Roquefortcreme
Omelette mit Gemüse, Pilzen oder Sprossen (ohne Mehl)	ja	Omelette mit Schinken-füllung
Panierte Zucchini	nein, Semmel-brösel sind KH, Ei ist EW	Fritierte Champignons (unpaniert) oder fritier-tes Gemüse
Räucherlachs auf Buttertoast	ja	anderer Räucherfisch
Rillette	ja	Gänseschmalz, Grieben-schmalz, gewürzt
Rührei mit Schinken und Champignons	ja	statt Schinken Gemüse (Lauch, Paprika)
Rührei auf Toast	nein, Ei ist EW, Brot ist KH	Rührei mit Schinken
Spiegeleier mit Tomaten	ja	Rührei mit Schinken und Champignons

EW = Eiweißgruppe KH = Kohlenhydratgruppe n = neutral = Wasser

Kombinierbar mit	Getränkeempfehlung	TK-Gruppe
keine Beilage	Flasche, Gemüsesaft, Bier	KH
Blattsalat mit Sprossen	Flasche, Gemüsesaft, Fruchtsaft, Wein	EW
Fladenbrot	Flasche, Gemüsesaft, Bier	KH
Blattsalat	Flasche, Gemüsesaft, Fruchtsaft, Wein	EW
Fladenbrot	Flasche, Gemüsesaft, Bier	KH
Fladenbrot	Flasche, Gemüsesaft, Bier	KH
Brot, Pellkartoffeln	Flasche, Gemüsesaft, Bier	KH
Radieschen, Brezel, Brot	Flasche, Gemüsesaft, Bier	KH
Blattsalat, Baguette	Flasche, Gemüsesaft, Fruchtsaft, Wein	EW
Blatt- oder gemischter Salat, Fladenbrot	Flasche, Gemüsesaft, Bier	KH
Salat	Flasche, Gemüsesaft, Bier	KH
Brot, Radieschen	Flasche, Gemüsesaft, Bier	KH
Salat	Flasche, Gemüsesaft, Fruchtsaft, Wein	EW
Salat	Flasche, Gemüsesaft, Fruchtsaft, Wein	EW
Salat	Flasche, Gemüsesaft, Fruchtsaft, Wein	EW

= Gemüsesaft   = Fruchtsaft   = Bier   = Wein, Sherry   = Kaffee, Tee

Gericht	TK-geeignet?	Alternative
Taramas (griech. Kaviarcreme)	ja	
Tatar, gewürzt, mit Brot und Butter	ja	statt Tatar roher Schinken oder Salami
Toast »Hawaii«	nein, Brot ist KH, Käse, Schinken, Ananas ist EW	Toast mit Tomaten und Salami, mit Mozzarella oder Käse ab 50% F. i. T. überbacken
Tomaten mit Mozzarella	ja	statt Mozzarella Schafkäse
Tomaten mit Mozzarella	ja	statt Mozzarella Schafkäse
Tsatsiki	ja	Joghurt mit Gurke (Cazik)
Wildschweinschinken mit Honigmelone	ja	Bündner Fleisch
3. Suppen und Eintopfgerichte		
Bouillon oder Rinderkraftbrühe mit Ei	ja	Hühnerbrühe mit Ei
Brokkolicremesuppe	ja	Blumenkohl-, Champignoncremesuppe, Spinatsuppe mit Grünkern
Chines. Haifischflossensuppe	ja	Fisch- oder Muschelsuppe
Fischsuppe	ja	Muschelsuppe, Krabbensuppe
Fleischbrühe mit Backerbsen, Flädle, Grießklößchen etc.	nein, Suppeneinlage aus ganzen Eiern (EW) und Mehl bzw. Grieß (KH)	statt der KH-Suppeneinlagen verquirltes Ei, Fleischklößchen, Gemüsestreifen und Kräuter

EW = Eiweißgruppe KH = Kohlenhydratgruppe n = neutral = Wasser

Kombinierbar mit	Getränkeempfehlung	TK-Gruppe
Brot, Fladenbrot, Baguette	Gemüsesaft, Bier	KH
Salat	Gemüsesaft, Bier	KH
Salat	Gemüsesaft, Bier	KH
Baguette, Toastbrot	Gemüsesaft, Bier	KH
keine	Fruchtsaft, Wein, Sherry	EW
Brot, Fladenbrot, Baguette, Toast	Gemüsesaft, Bier	KH
Waldorfsalat	Gemüsesaft, Fruchtsaft, Wein, Sherry	EW
frischen Kräutern und Suppengemüse	Gemüsesaft, Fruchtsaft, Wein, Sherry	EW
Baguette, Toastbrot, Croûtons	Gemüsesaft, Bier	KH
keine Beilage	Gemüsesaft, Fruchtsaft, Wein, Sherry	EW
keine Beilage	Gemüsesaft, Fruchtsaft, Wein, Sherry	EW
keine Beilage	Gemüsesaft, Fruchtsaft, Wein, Sherry	EW

= Gemüsesaft = Fruchtsaft = Bier = Wein, Sherry = Kaffee, Tee

Gericht	TK-geeignet?	Alternative
Fleischbrühe mit Nudeln oder Reis	nein, Fleischbrühe ist EW, Nudeln und Reis sind KH	statt Fleischbrühe Gemüsebrühe
Franz. Zwiebelsuppe, mit Toast und Käse ab 50% F. i. T.	ja	andere Gemüsesuppe, überbacken
Frz. Fischsuppe (Bouillabaisse)	ja	
Gemüsesuppe (Minestrone) mit Nudeln	ja	Gemüsesuppe mit Reis
Gulaschsuppe	ja	
Kalte Gemüsesuppe (Gazpacho)	ja	andere Gemüsekaltschale
Kartoffelsuppe (ohne Wurst und Fleisch)	ja	Lauch- oder Spargelcremesuppe
Leberknödelsuppe	ja	Rindfleischsuppe mit Eierstich
Linsensuppe, Linseneintopf	nein, wegen Hülsenfrüchten	Gemüseeintopf ohne Fleisch oder Wurst
Mexik. Maiscremesuppe	ja	Kalte Avocadosuppe
Mexik. Pilzsuppe	ja	
Ochsenschwanzsuppe, klar	ja	Rindfleischsuppe mit Gemüse
Serbische Bohnensuppe	nein, wegen Hülsenfrüchten	Gulaschsuppe
Wildrahmsuppe (Wildfleisch, Gemüse, Pfifferlinge, Rotwein, Sahne)	ja	

EW = Eiweißgruppe KH = Kohlenhydratgruppe n = neutral = Wasser

Kombinierbar mit	Getränkeempfehlung	TK-Gruppe
frischen Kräutern, Suppengemüse	Gemüsesaft	n
keine Beilage	Gemüsesaft, Bier	KH
keine Beilage	Gemüsesaft, Fruchtsaft, Wein	EW
Brot	Gemüsesaft, Bier	KH
keine Beilage	Gemüsesaft, Fruchtsaft, Wein	EW
Fladenbrot	Gemüsesaft, Bier	KH
Brot	Gemüsesaft, Bier	KH
keine Beilage	Gemüsesaft, Fruchtsaft, Wein	EW
Brot	Gemüsesaft, Bier	KH
keine Beilage	Gemüsesaft	n
Fladenbrot	Gemüsesaft, Bier	KH
keine Beilage	Gemüsesaft, Fruchtsaft, Wein	EW
keine Beilage	Gemüsesaft, Fruchtsaft, Wein	EW
keine Beilage	Gemüsesaft, Fruchtsaft, Wein	EW

= Gemüsesaft   = Fruchtsaft   = Bier   = Wein, Sherry   = Kaffee, Tee

Gericht	TK-geeignet?	Alternative
Zuppa Pavese (Brühe mit Ei und Käse)	ja	
Zwiebelsuppe	ja	Lauchsuppe, Gemüsesuppe
4. Gemüsegerichte, Vegetarisches		
Chin. Gemüseplatte (gedünstetes Gemüse, Fastenspeise der Buddhisten)	ja	Salatplatte (ohne Ei und Schinken)
Gebackener Blumenkohl (paniert)	nein, Semmelbrösel sind KH, Ei ist EW	Blumenkohl in Bierteig (ohne Ei) fritiert
Gebratene Bambussprossen mit Pilzen	ja	Fritiertes oder mariniertes Gemüse
Gemischte Pilze nach chinesischer Art	ja	
Gemüsegratin mit Käse ab 50% F. i. T. überbacken	ja	
Gemüsegratin mit Käse unter 50% F. i. T. überbacken	ja	
Gemüseplatte (gedünstetes Gemüse)	ja	
Gemüseplatte (gedünstetes Gemüse)	ja	
Gemüsepuffer	ja	
Kartoffelgratin (evtl. mit Lauch, Brokkoli etc.)	ja	Nudelgratin
Kartoffelpuffer (Kartoffelteig mit Ei)	nein, Kartoffeln sind KH, Eier sind EW	Rösti

EW = Eiweißgruppe KH = Kohlenhydratgruppe n = neutral
F. i. T. = Fett in der Trockenmasse
= Wasser

Kombinierbar mit	Getränkeempfehlung	TK-Gruppe
keine Beilage	Flasche, Gemüsesaft, Fruchtsaft, Wein, Sherry	EW
Brot	Flasche, Gemüsesaft, Bier	KH
keine Beilage	Flasche, Gemüsesaft	n
Kartoffelschnee	Flasche, Gemüsesaft, Bier	KH
Reis und Sahnesauce	Flasche, Gemüsesaft, Bier	KH
Reis, Gemüse, Salat	Flasche, Gemüsesaft, Bier	KH
Baguette, Brötchen	Flasche, Gemüsesaft, Bier	KH
keine Beilage	Flasche, Gemüsesaft, Fruchtsaft, Wein, Sherry	EW
geräucherter Putenbrust	Flasche, Gemüsesaft, Fruchtsaft, Wein, Sherry	EW
Baguette	Flasche, Gemüsesaft, Bier	KH
Pilzragout mit Sahne-Knoblauch-Sauce	Flasche, Gemüsesaft, Fruchtsaft, Wein, Sherry	EW
Blatt- oder gemischtem Salat	Flasche, Gemüsesaft, Bier	KH
Blatt- oder gemischtem Salat, Sauerrahmsauce mit Kräutern	Flasche, Gemüsesaft, Bier	KH

= Gemüsesaft = Fruchtsaft = Bier = Wein, Sherry = Kaffee, Tee

Gericht	TK-geeignet?	Alternative
Pilzragout	ja	
Ratatouille	ja	
Spargel mit Kerbel-Rahm-Sauce	ja	mit Sauce Hollandaise
5. Fleischgerichte		
Brathähnchen	ja	gebratene Hähnchenkeulen
Chop Suey (Schweinefleisch, Putenfleisch, Glasnudeln, Gemüse)	nein, Fleisch ist EW, Glasnudeln sind KH	Geschnetzeltes mit Gemüse, Pilzen und chinesischen Gewürzen
Eisbein mit Sauerkraut	ja	
Entenbraten (ohne Füllung)	ja	
Filetpfanne schwäbisch (Lende, Gemüse, mit Käse überbacken, dazu Spätzle)	nein, Fleisch ist EW, Spätzle sind KH	ohne Spätzle
Fleischspieß (versch. Fleischsorten und Gemüse)	ja	
Gänsebraten (ohne Füllung)	ja	
Gebratener Leberkäse mit Ei	ja	
Geschnetzeltes (Schwein, Rind, Lamm, Geflügel)	ja	
Gyros mit Beilagen (Fladenbrot, Tsatsiki etc.)	nein, Fleisch ist EW, Brot KH	ohne Fladenbrot
Hacksteak (Frikadelle, Bifteki, Cevapcici) ohne Weißbrot	ja	

EW = Eiweißgruppe KH = Kohlenhydratgruppe n = neutral = Wasse

Kombinierbar mit	Getränkeempfehlung	TK-Gruppe
Reis, Blattsalat		KH
Brot		KH
Reis, Petersilienkartoffeln		KH
Salat		EW
Salat		EW
keine Beilagen		EW
Salat, Gemüseplatte		EW
Salat		EW
Salat		EW
Salat, Rotkohl, säuerlichen Äpfeln		EW
Salat		EW
Pilzen, Gemüse, Salat		EW
Tsatsiki, Gemüse, Salat		EW
Tsatsiki, Gemüse, Pilzen, Salat		EW

= Gemüsesaft = Fruchtsaft = Bier = Wein, Sherry = Kaffee, Tee

Gericht	TK-geeignet?	Alternative
Hasenrücken oder -keule mit Pilzen und Kartoffelbällchen oder Kroketten	nein, Fleisch ist EW, Kartoffeln sind KH	ohne Kartoffelbällchen
Kalbsragout mit Edelpilzkäse-Sauce und Nudeln	nein, Fleisch ist EW, Nudeln sind KH	ohne Nudeln
Lammcurry	ja	Rindfleischcurry, Hähnchencurry
Lammkotelett	ja	
Nasi Goreng (Reis mit Krabben, Fleisch)	nein, Fleisch ist EW, Reis ist KH	Nasi Goreng (= gebratener Reis) mit Gemüse, Pilzen
Putenbruststeaks in Eihülle mit Butterreis	nein, Fleisch ist EW, Reis ist KH	ohne Reis
Rindsroulade mit Gemüse-Speck-Füllung	ja	
Roastbeef	ja	
Saltimbocca romana	ja	
Sauerbraten mit Knödeln	nein, Fleisch EW, Knödel sind KH	ohne Knödel
Scaloppina funghi (Kalbschnitzel mit Champignons)	ja	
Schaschlik (Spieß mit Fleisch, Innereien und Zwiebeln)	ja	
Schweinebraten mit Knödeln	nein, Fleisch ist EW, Knödel sind KH	ohne Knödel, Braten mit Gemüse und Pilzen
Schweinefilet, gebraten	ja	evtl. anderes Fleisch

EW = Eiweißgruppe KH = Kohlenhydratgruppe n = neutral = Wass

Kombinierbar mit	Getränkeempfehlung	TK-Gruppe
Rosenkohl oder anderem Gemüse, Salat	Gemüsesaft, Fruchtsaft, Wein, Sherry	EW
Champignons, Salat	Gemüsesaft, Fruchtsaft, Wein, Sherry	EW
Gemüse, Salat	Gemüsesaft, Fruchtsaft, Wein, Sherry	EW
Tomaten-Bohnen-Gemüse, Speckbohnen, anderem Gemüse	Gemüsesaft, Fruchtsaft, Wein, Sherry	EW
Salat	Gemüsesaft, Bier	KH
Salat	Gemüsesaft, Fruchtsaft, Wein, Sherry	EW
Gemüse, Salat	Gemüsesaft, Fruchtsaft, Wein, Sherry	EW
Gemüse, Salat, Pilzen	Gemüsesaft, Fruchtsaft, Wein, Sherry	EW
Salat	Gemüsesaft, Fruchtsaft, Wein, Sherry	EW
Rotkohl oder anderem Gemüse, Pilzen und Salat	Gemüsesaft, Fruchtsaft, Wein, Sherry	EW
Salat	Gemüsesaft, Fruchtsaft, Wein, Sherry	EW
Salat	Gemüsesaft, Fruchtsaft, Wein, Sherry	EW
Salat	Gemüsesaft, Fruchtsaft, Wein, Sherry	EW
Salat, Gemüse, Pilzen	Gemüsesaft, Fruchtsaft, Wein, Sherry	EW

= Gemüsesaft = Fruchtsaft = Bier = Wein, Sherry = Kaffee, Tee

Gericht	TK-geeignet?	Alternative
Schweinefleisch süß-sauer mit chinesischen Gewürzen	ja	statt Schweinefleisch Geflügelfleisch
Schweinshaxe	ja	
Steak (Schwein, Rind)	ja	
Suflaki oder Suzuki mit Beilagen (Reis, Tsatsiki etc.)	nein, Fleisch ist EW, Reis ist KH	ohne Reis
Wiener Schnitzel mit Pommes	nein, Semmelbrösel und Pommes sind KH, Ei und Fleisch sind EW	Schnitzel natur, Pommes weglassen, statt dessen Pilze
Wild-Grillteller (verschiedenes Wildfleisch, gegrillt)	ja	
Wildente mit Herzoginkartoffeln	nein, Fleisch ist EW, Kartoffeln sind KH	ohne Kartoffeln
Wildragout mit Kartoffelpüree	nein, Fleisch ist EW, Kartoffeln sind KH	ohne Püree
Züricher Geschnetzeltes mit Rösti	nein, Fleisch ist EW, Rösti sind KH	ohne Rösti
6. Fischgerichte/Meeresfrüchte		
Fischcurry, chinesisch gewürzt	ja	
Fischplatte (z. B. Seezunge, Garnelen, fritierte Tintenfischringe, Kaviar)	ja	

EW = Eiweißgruppe KH = Kohlenhydratgruppe n = neutral = Wasser

Kombinierbar mit	Getränkeempfehlung	TK-Gruppe
Gemüse, Salat		EW
Salat, Gemüse		EW
Salat, Gemüse		EW
Tsatsiki, Gemüse, Pilzen, Salat		EW
Salat oder Gemüse		EW
gebratenen Maiskolben, Salat		EW
Brokkoli oder Rosenkohl		EW
Waldpilzen, Rotkohl mit säuerlichen Äpfeln		EW
Gemüse, Salat		EW
Salat		EW
Salat		EW

= Gemüsesaft = Fruchtsaft = Bier = Wein, Sherry = Kaffee, Tee

Gericht	TK-geeignet?	Alternative
Forelle »Müllerin« (paniert und gebraten)	nein, Semmelbrösel sind KH, Fisch u. Ei sind EW	Forelle gedünstet, gegrillt, in Folie gebraten oder blau
Forelle mit Mandeln	ja	
Forellenfilet, geräuchert	ja	anderer Räucherfisch (Makrele, Heilbutt, Lachs)
Hummerkrabben mit Pilzen und Bambussprossen	ja	statt Pilze und Bambussprossen frische Erbsen oder Tomaten
Makrele, gegrillt	ja	Makrele gedünstet, in Folie oder mit Käse überbacken
Miesmuscheln in Weißweinsauce mit Gemüsestreifen und Knoblauch	ja	andere Meeresfrüchte
Riesengarnelen (Garides)	ja	andere Meeresfrüchte (Scampi, Gambas)
Schollenfilet-Reis-Pfanne	nein, Fisch ist EW, Reis ist KH	Schollenfilet gedünstet oder gegrillt
Seezunge, paniert und gebraten	nein, Semmelbrösel sind KH, Fisch u. Ei sind EW	Seezunge, gedünstet
Tintenfischringe, paniert und fritiert (Calamari)	nein, Semmelbrösel sind KH, Tintenfisch und Ei sind EW	Tintenfischringe ohne Panade gebraten oder fritiert
Zanderfilet in Dill-Rahm-Sauce	ja	anderer Fisch

EW = Eiweißgruppe KH = Kohlenhydratgruppe n = neutral = Wasser

Kombinierbar mit	Getränkeempfehlung	TK-Gruppe
Gemüse, Salat	[Flasche], Gemüsesaft, Fruchtsaft, Wein	EW
Gemüse, Salat, heißer Butter	[Flasche], Gemüsesaft, Fruchtsaft, Wein	EW
dunklem Vollkornbrot, Butter und Meerrettichcreme	[Flasche], Gemüsesaft, Bier	KH
Salat	[Flasche], Gemüsesaft, Fruchtsaft, Wein	EW
Gemüse, Salat	[Flasche], Gemüsesaft, Fruchtsaft, Wein	EW
Salat	[Flasche], Gemüsesaft, Fruchtsaft, Wein	EW
Salat	[Flasche], Gemüsesaft, Fruchtsaft, Wein	EW
Gemüse, Salat, Pilzen	[Flasche], Gemüsesaft, Fruchtsaft, Wein	EW
Pilzen, Gemüse, Salat	[Flasche], Gemüsesaft, Fruchtsaft, Wein	EW
Salat	[Flasche], Gemüsesaft, Fruchtsaft, Wein	EW
Gemüse, Salat	[Flasche], Gemüsesaft, Fruchtsaft, Wein	EW

= Gemüsesaft = Fruchtsaft = Bier = Wein, Sherry = Kaffee, Tee

Gericht	TK-geeignet?	Alternative
7. Nudeln und Getreidegerichte, Pizza		
Bami Goreng (gebratene Nudeln mit Curry und Hähnchenfleisch)	nein, Nudeln sind KH, Fleisch ist EW	Gebratene Nudeln mit Gemüse und Pilzen
Cannelloni mit Hackfleischfüllung	nein, Nudeln sind KH, Fleisch ist EW	Cannelloni mit Gemüse- oder Pilzfüllung, mit Mozzarella überbacken
Curryreis mit Rindfleisch, chinesisch gewürzt	nein, Reis ist KH, Fleisch ist EW	Curryreis mit Champignons
Gnocchi Sorrentina (Kartoffelnockerl mit Tomaten und Mozzarella)	ja	mit Spinat, Pilzen etc.
Lasagne mit Hackfleisch und Gemüse	nein, Nudeln sind KH, Hackfleisch ist EW	mit Gemüsefüllung und mit Mozzarella überbacken
Nasi Goreng (gebrat. Curryreis) mit Hähnchenfleisch	nein, Reis KH, Fleisch EW	Gebratener Curryreis mit Pilzen
Pizza Allessandra (mit Gorgonzola und Schinken)	nein, Pizza ist KH, Schinken ist EW	Pizza vegetarisch oder mit Salami
Pizza Americana (Tomaten, Käse, Salami, Champignons)	ja	
Pizza Calzone (Tomaten, Käse, Champignons, Schinken, Ei, Peperoni)	nein, Pizza ist KH, Schinken und Ei sind EW	Pizza vegetarisch oder mit Salami
Pizza Capricciosa (Tomaten, Käse, Thunfisch, Zwiebeln)	nein, Pizza ist KH, Thunfisch ist EW	statt Thunfisch Salami oder Sardellen
Pizza Contadina (Tomaten, Käse, Artischocken, Champignons, Paprika, Oilven)	ja	

EW = Eiweißgruppe KH = Kohlenhydratgruppe n = neutral

= Wasse

Kombinierbar mit	Getränkeempfehlung	TK-Gruppe
Salat		KH
Salat		KH
Salat		KH
Blattsalat oder gemischtem Salat		KH
Blattsalat		KH
Salat		KH
Salat		KH
Salat		KH
Salat		KH
Salat		KH
Salat		KH

= Gemüsesaft = Fruchtsaft = Bier = Wein, Sherry = Kaffee, Tee

Gericht	TK-geeignet?	Alternative
Pizza Frutti di Mare (Tomaten, Käse, Tintenfisch, Krabben, Muscheln)	nein, Pizza ist KH, Meeresfrüchte sind EW	Pizza vegetarisch oder mit Salami
Pizza Funghi (mit Tomaten, Käse und Champignons)	ja	Pizza Margherita
Pizza Margherita (mit Tomaten und Käse ab 50% F. i. T.)	ja	Pizza Funghi
Pizza Napolitana (mit Tomaten, Käse, Sardellen)	ja	statt Sardellen Salami
Pizza o sole mio (Tomaten, Käse, Schinken, Ei)	nein, Pizza ist KH, Schinken u. Ei sind EW	Pizza Americana oder Contadina
Pizza Prosciutto (mit Tomaten, Käse u. gekochtem Schinken)	nein, Schinken ist EW, Pizza ist KH	statt Schinken Salami oder Sardellen
Pizza Quattro Stagioni (Vier-Jahreszeiten-Pizza, mit Tomaten, Käse, Schinken etc.)	nein, Pizza ist KH, Schinken ist EW	Pizza vegetarisch oder mit Salami
Pizza Siciliana (Tomaten, Käse, Salami, Oliven, Peperoni, Artischocken)	ja	
Pizza vegetarisch (Tomaten, Käse, Artischocken, Zwiebeln, Paprika, Peperoni, Champignons)	ja	
Rigatoni al forno (überbacken mit Bel paese)	ja	
Risotto mit Gemüse	ja	mit Pilzen
Risotto mit Meeresfrüchten	nein, Reis ist KH, Meeresfrüchte sind EW	statt Meeresfrüchte Gemüse oder Pilze

EW = Eiweißgruppe KH = Kohlenhydratgruppe n = neutral = Wasser

Kombinierbar mit	Getränkeempfehlung	TK-Gruppe
Salat	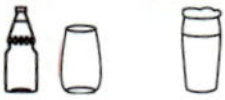	KH
Salat	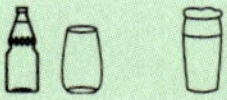	KH
Salat	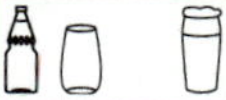	KH
Salat	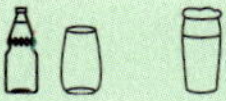	KH
Salat	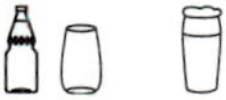	KH
Salat	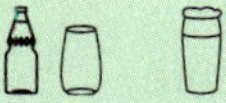	KH
Salat	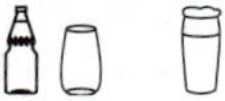	KH
Salat	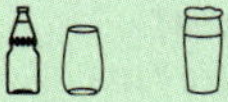	KH
Salat	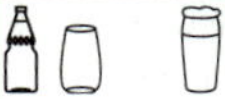	KH
Salat	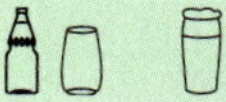	KH
Blattsalat	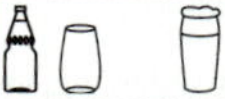	KH
Salat	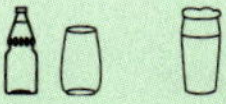	KH

 = Gemüsesaft  = Fruchtsaft  = Bier  = Wein, Sherry  = Kaffee, Tee

Gericht	TK-geeignet?	Alternative
Spaghetti al funghi (mit Pilzen)	ja	mit Mozzarella oder Käse mit 50% F. i. T. überbacken
Spaghetti Bolognese (mit Hackfleischsauce)	nein, Nudeln sind KH, Hackfleisch ist EW	statt Hackfleisch gewiegte Pilze und Gemüse
Spaghetti Carbonara (mit Schinken, Ei und Sahne)	nein, Nudeln sind KH, Schinken u. Ei sind EW	statt Schinken und Ei Sauce aus Edelpilzkäse und Kräutern
Spaghetti Ciociara (mit Zwiebeln, Champignons und frischen Erbsen)	ja	
Spaghetti Frutti di Mare (mit Meeresfrüchten)	nein, Nudeln sind KH, Meeresfrüchte sind EW	statt Meeresfrüchte Gemüse und Pilze oder Spaghetti Ciociara
Spaghetti Gorgonzola (mit Gorgonzolasauce)	ja	statt Gorgonzola Mascarpone
Spaghetti oder andere Pasta mit Basilikumsauce (Pesto)	ja	statt Pesto eine Knoblauch-Olivenöl-Sauce
Spaghetti oder andere Pasta mit Sahne-oder Kräuter- oder Tomaten-Sauce	ja	Spaghetti Spinaci
Spaghetti Spinaci (mit Spinat)	ja	statt Spinat Öl und Knoblauch oder Pesto
Spätzle mit gerösteten Zwiebeln	ja	Käsespätzle mit Käse über 50 % F. i. T.
Spätzle mit Käse (Käsespätzle), Käse ab 50% F. i. T.	ja	
Tagliatelle Mascarpone (mit Mascarpone)	ja	statt Mascarpone Bel paese

EW = Eiweißgruppe KH = Kohlenhydratgruppe n = neutral
F.i.T. = Fett in der Trockenmasse (bei Käse) = Wasser

Kombinierbar mit	Getränkeempfehlung	TK-Gruppe
Blattsalat oder gemischtem Salat, evtl. Brot		KH
Blattsalat oder gemischtem Salat, evtl. Brot		KH
Blattsalat oder gemischtem Salat, evtl. Brot		KH
Salat		KH
Blattsalat oder gemischtem Salat, evtl. Brot		KH
Salat		KH
Blattsalat oder gemischtem Salat, gedünstetem Gemüse		KH
Blattsalat oder gemischtem Salat, evtl. Brot		KH
Salat		KH
Salat		KH
Salat		KH
Salat		KH

= Gemüsesaft = Fruchtsaft = Bier = Wein, Sherry = Kaffee, Tee

Gericht	TK-geeignet?	Alternative
Tagliatelle Matriciana (mit Speck und Zwiebeln)	ja	
Tortellini Panna e Prosciutto (mit Sahne und gekochtem Schinken)	nein, gekochter Schinken ist EW	mit Spinat oder Mascarpone
Tortellini San Daniele (mit Parmaschinken und Sahne)	ja	
8. Desserts		
Apfelringe in Bierteig (mürbe Äpfel)	ja	
Auszog'ne	ja	
Avocadosorbet	ja	
Birne Helene	nein, Birne ist EW, Schokolade wird abgel.	Himbeeren mit Sahne
Chines. Reis, süß	ja	
Crêpes Suzette	nein, Teig KH, Früchte EW	Crêpes mit Sahne, ohne Früchte
Eiscreme, Vanille	ja	
Erdbeeren mit Sahne	ja	andere Früchte der EW-Gruppe
Flambierte Früchte (außer Bananen, Feigen, Datteln)	ja	
Gebackene Bananen	ja	
Gefüllter Bratapfel	ja	
Himbeersorbet	ja	
Honigmelone mit Kokosmilch	ja	
Käseteller mit Früchten	ja	

EW = Eiweißgruppe KH = Kohlenhydratgruppe n = neutral = Wasser

Kombinierbar mit	Getränkeempfehlung	TK-Gruppe
Salat		KH
Blattsalat oder gemischtem Salat		KH
Salat		KH
Rohzucker und Zimt	keine	KH
Vanillesauce	keine	KH
keine Beilage		EW
keine Beilage		EW
keine Beilage		KH
keine Beilage		KH
mit Früchten der EW-Gruppe		EW
keine Beilage		EW
Sahne		EW
keine Beilage		KH.
Vanillesauce		KH
keine Beilage		EW
keine Beilage		EW
keine Beilage		EW

= Gemüsesaft = Fruchtsaft = Bier = Wein, Sherry = Kaffee, Tee

DESSERTS

	TK-geeignet?	Alternative
…creme	ja	
Obstsalat (ohne Bananen und Feigen)	ja	
Quarkspeise mit Früchten der EW-Gruppe	ja	
Quarkspeise mit Bananen oder anderen Früchten der KH-Gruppe	ja	
Quark mit Rumrosinen	ja	
Ricottaeis	ja	
Rote Grütze mit Vanillesahne	ja	
Sahnecreme (Panna cotta)	ja	
Tiramisu	ja	
Türk. Blätterteiggebäck mit Nüssen (Baklava)	ja	
Zabaione	ja	

EW = Eiweißgruppe KH = Kohlenhydratgruppe n = neutral = Wasse

Kombinierbar mit	Getränkeempfehlung	TK-Gruppe
keine		EW
keine Beilage	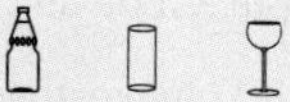	EW
Nüssen, Mandeln	keine	EW
Gebäck, Mandelblättchen	keine	KH
Nüssen, Mandeln	keine	n
Nüssen, Mandeln	keine	EW
keine Beilage	keine	EW
Mandeln, Pistazien, Walnüssen	keine	EW
keine Beilage	keine	KH
keine Beilage		KH
keine Beilage	keine	EW

 = Gemüsesaft  = Fruchtsaft 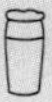 = Bier  = Wein, Sherry  = Kaffee, Tee

Bücher, die weiterhelfen

Carlsson, Sonja: Schlank mit Trennkost – neue Erfolgsrezepte, Gräfe und Unzer Verlag München

Das große GU-Trennkostbuch, Gräfe und Unzer Verlag München

Deutsche Forschungsanstalt für Lebensmittelchemie: Der kleine Souci-Fachmann-Kraut, Wissenschaftliche Verlagsgesellschaft Stuttgart

Elmadfa, Ibrahim Prof. Dr., W. Aign, D. Fritzsche, E. Muskat: Die große GU Nährwert-Kalorien-Tabelle, Gräfe und Unzer Verlag München

Handschmann, Johanna: Trennkost vegetarisch, Gräfe und Unzer Verlag München

Plüss, Gabriele: Trennkost für Berufstätige, Gräfe und Unzer Verlag München

Plüss, Gabriele: Trennkost all'italiana, Gräfe und Unzer Verlag München

Walb, Ludwig und Ilse/Heintze, Thomas und Monika: Original Hay'sche Trennkost Haug-Verlag Heidelberg